# 토크온섹스

# 토크 온 섹스

## : 모든 섹스를 담다

빅시고니 백상권 지음

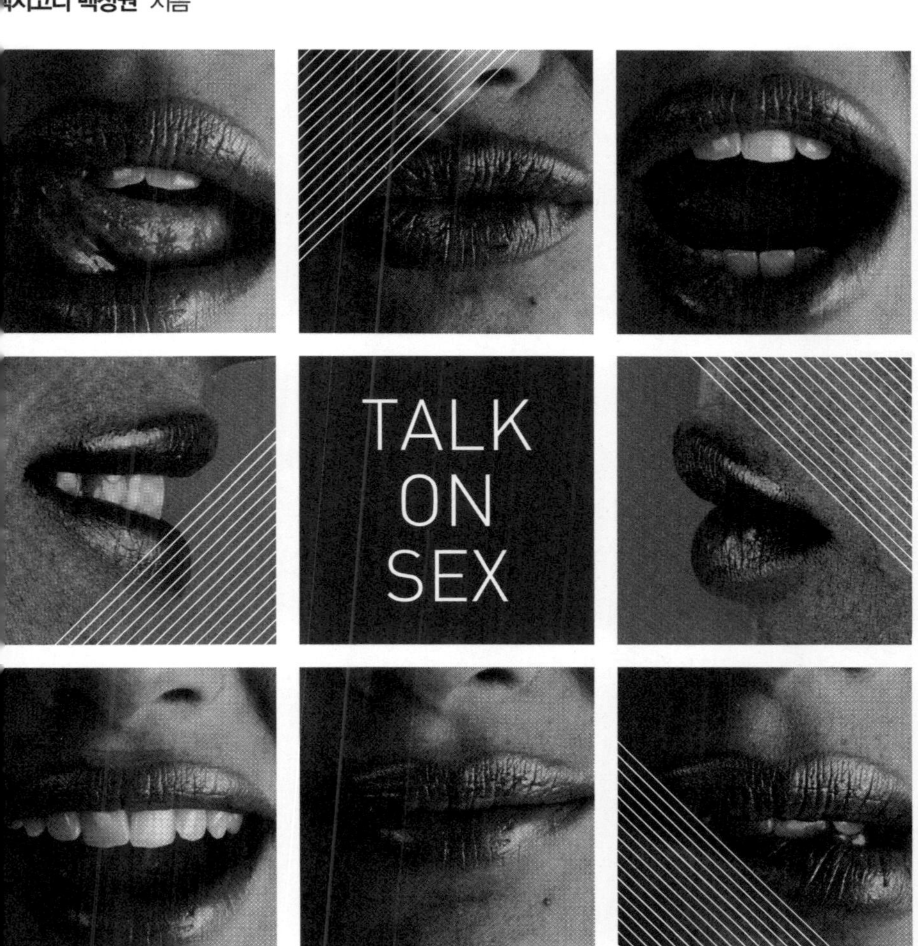


BM 케미북스

# 책을 펴내며

30여 년 전 일이지만 중학교 시절 읽었던 소설 속 한 장면은 오롯이 머릿속에 각인되어 여전히 강렬한 섹슈얼리티를 발산하고 있다. 과도하게 큰 페니스를 가진 남자가 범죄집단에 납치된 여자를 강간하는 장면이었는데, 장면 속 남자들은 하나 같이 여자를 조롱하며 시시덕거린다. 결국 여자는 남자의 엄청나게 큰 페니스가 삽입되자 성기가 찢어지며 엄청난 고통 속에 혼절해버리고 만다.

이후 한참 동안 '남자에게 섹스는 오락 같은 것이지만 여자에겐 폭력'이라고 친구들에게 설파했던 웃지 못 할 일을 벌이기도 했다. 좀 더 어렸을 때 아버지는 임신에 대해서 묻는 내게 남녀가 한 이불을 덮고 자면 자연스럽게 임신이 된다고 친절하게 말씀해주시기도 했다.

이런 청소년기를 거쳐 성인이 되었을 때 내게 '섹스'는 혼란스럽고 두려운 무언가가 되어있었다. 그래서 내 20대의 섹스는, 섹스를 섹스로 즐기지 못해 겉돌았으며 곤혹스러웠고, 한마디로 참혹한 어떤 것이었다.
만약 섹스라는 단어가 금기시되지 않고 그에 관련된 다양한 담론들을 접할 기회가 열려 있었다면 내 20대의 섹스는 찬란한 꽃을 피우지 않았을까?

대부분의 문제는 드러내지 않기 때문에 생긴다. 치부는 숨길수록 곪아터지며 악화된다. 하지만 드러내는 순간 치부는 더 이상 치부가 아닐 뿐더러 오히려 긍정적인 방향으로 작용하기 시작한다.
섹스로 인해 생기는 문제도 대부분 숨기는 데서 생겨난다. 때문에 우리는 섹스 이야기를 적극적으로 드러내야 한다.

이런 개인적인 지론을 토대로 2008년부터 당시 여덟 살이던 딸아이에게 섹스를 즐길 수 있는 세상을 선물해주겠노라며 성담론 팟캐스트인 〈토크온섹스〉를 시작했고, 어쩌다보니 벌써 6년여가 지났다. 이제 책까지 내게 되어 감회가 새롭다.

팟캐스트를 운영하는 동안 수많은 전문가와 미디어 담당자, 일반인들을 인터뷰했지만 너무 자극적이거나 개인적으로 민감한 부분들은 방송에서 다루지 못했다. 하지만 이번에 이런 모든 이야기들을 편집하여 책으로 펴내게 되었다.

이 책과 더불어 섹스 콘텐츠 플랫폼인 〈레드홀릭스-www.redholics.com〉를 론칭한다. 레드홀릭스는 섹스 플랫폼 서비스이자 섹스문화운동이다. 부디 〈레드홀릭스〉를 통해서 대한민국이 섹스와 관련된 사회공포증에서 벗어나길 바라는 마음이다.

책이 나올 수 있도록 물심양면으로 도와주신 케미북스 이병일 부장님과 우리 사회의 성에 대한 편견 속에서도 사명감을 갖고 레드홀릭스를 준비해준 권기만, 탁동영, 배현진, 송지우, 원미라, 윤민우, 방건록에게 감사를 전한다.

모든 에너지의 근원인 송이와 종원이에게 사랑한다는 말을 전하며, 무엇보다 아무것도 아닌 내가 무언가 꿈꿀 수 있도록 언제나 지지해주고 응원해주는 차애라에게 무한한 경의를 표한다.

# 차례

## 02 여자들만의 은밀한 수다

# 03
# 섹스는 판타지다

# 04
# 이제는 말할 수 있다

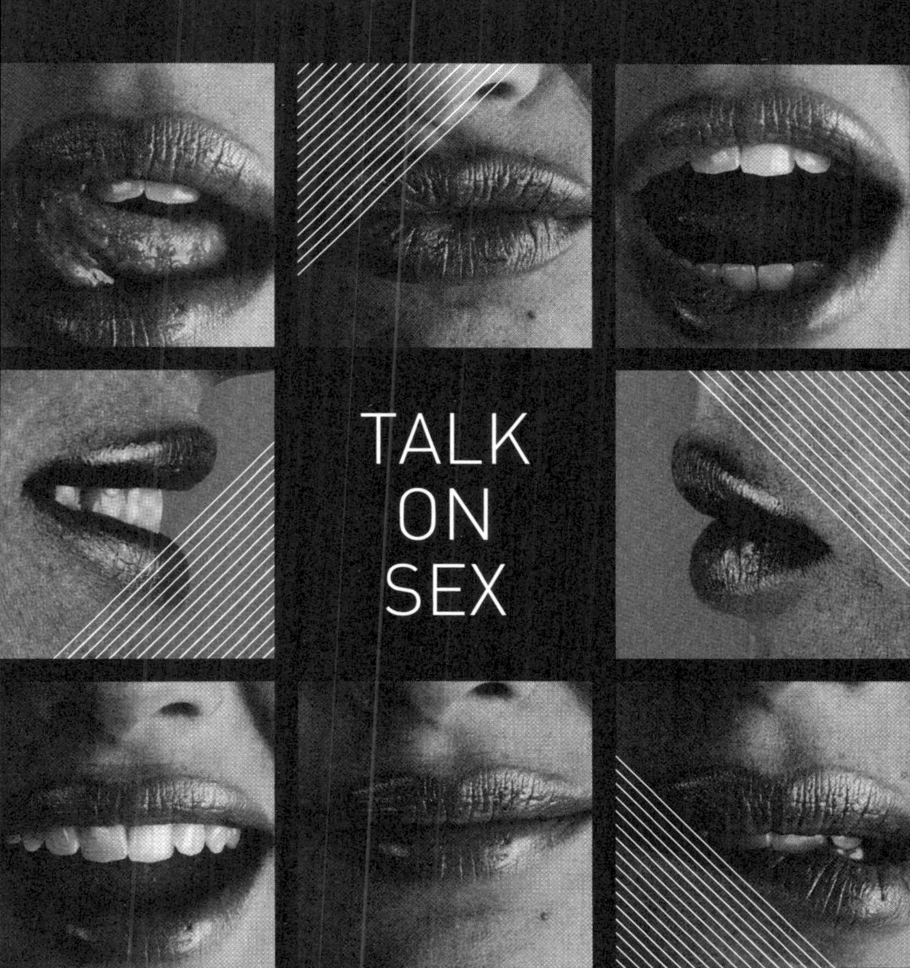
TALK
ON
SEX

# 남자들의
# 첫경험,

## 서툴고
## 어설펐던



섹스토크에서 가장 먼저 서두를 여는 화제라면 뭐니뭐니해도 첫 경험 이야기겠죠. 수많은 출연자들로부터 자신의 첫경험 이야기를 들어보았는데요. 그중 가장 공감이 가면서도 인상 깊었던 여섯 남성들의 사연을 모아봤습니다. 아련하기도 하고 서투르기도 하고 부끄럽기도 했던 오래 전 그날의 기억, 어떤 것이 있을까요?

## 단체 캠프에서
## 만난 그녀

중3 겨울방학 때였으니 당시 또래 친구들보다는 빠른 편이었어요. 방학 때 교육 캠프 비슷한 데 참가하게 되었어요. 근교의 펜션 같은 걸 빌려서 3주 동안 남녀 학생들이 단체생활을 하고 지도하는 강사 선생님들도 여러 명 오시는 꽤 큰 규모의 캠프였죠.

거기서 한 살 연상의 누나를 만나게 된 거예요. 둘이 보자마자 눈이 맞았다고 해야 할까요? 아무튼 첫 눈에 '필'이 왔죠. 몸매가 엄청 늘씬하고 호리호리해서 유난히 눈에 띄는 누나였어요. 알고 보니 좀 '노는 누나'였지만…….

캠프 시작되던 초반에 밤에 따로 만나기로 했어요. 펜션 뒤쪽에 쓰레기 소각장이 있고 그 옆에 잡동사니랑 이불 같은 걸 넣어놓는 창고가 있었죠. 거기서 다른 애들과 선생님들의 눈을 피해 밤늦게 따로 만났는데 저는 처음엔 두려웠어요. 하지만 결국 낡은 이불을 깔아놓고 첫경험을 하게 됐죠. 그날 이후 캠프가 진행되는 3주 내내, 거의 매일 밤마다 만나서 했죠. 마치 뭐에 중독된 것처럼. 한 번 하고 나니 더 이상 제어가 안 되었어요. 지금도 어디 놀러가서 낡은 창고를 보면 그때의 추억이 떠오릅니다. 서투르고도 짜릿했던.

임준수 (23세, 대학생)

## 누님의 능숙한 손길에
## 리드당하다

제가 중3 때였어요. 학교 선배가 고등학생 누님을 소개시켜줬죠. 동네에서 유명한, 소위 '노는' 누님이었어요. 사실 저는 그 누님의 희생양이나 다름없었던 것 같아요. 부모님이 집을 비우신 어느 친구 집에 가서 친구 3명과 함께 그 누나와 번갈아가며 섹스를 했는데 그 전까지 섹스에 대한 지식이라곤 친구들과 빈 집에서 같이 본 포르노 비디오밖에 없었어요. 그래서 그 누나 앞에서 되게 긴장되고 떨리더라고요. 그런데 그 누님은 이미 경험이 있어서 그런지 능숙하게 리드하더군요.

지금은 추억이 되었지만 다시 되돌릴 수 있다면 첫경험을 좀 뒤로 미룰 것 같아요. 그때 느낌이 그리 좋지는 않았거든요. 제 순정이랄까 동정이랄까, 일방적으로 누님한테 바친 것 같았으니까요. 남자한테도 동정은 소중한 건데…… 그땐 몰랐어요.

박영호 (29세, 자영업)

## 사정도 못해보고……
## 아쉬움으로 기억되는 25세의 첫경험

25살 때 처음 해봤으니 남들보다 늦었다고 할 수 있죠. 하지만 늦었다고 생각하지 않았습니다. 여자친구가 생기면 해보는 게 제 나름의 로망이었는데 25살에 여자친구가 생겨서 그때 처음 해보게 됐으니까요.

원래 끼리끼리 논다고 하죠. 제 친구들도 좀 보수적인 편이어서 학창시절에도 섹스 이야기를 그리 많이 하지 않았어요. 그래서 첫경험을 몇 살 때까지 해야 한다는 부담감이 별로 없었죠. 다만 환상은 갖고 있었습니다. 첫경험이 누구와 어떻게 이루어질까에 대한 환상, 특히 가장 큰 환상은 삽입을 했을 때의 느낌에 관한 것이었죠. 상상이 안 됐으니까요.

드디어 여자친구가 생기고 제 자취방에서 첫 섹스를 하게 되었습니다. 그런데 그녀는 처음도 아니었고 체질상 분비물이 충분해서였는지 처음 삽입할 때 저항 없이 쑥 들어가는 거예요. 삽입의 느낌에 대한 환상이 있었는데 막상 해보니 되게 밍밍했다고나 할까요? 처음엔 제 페니스 사이즈 문제인가 생각했어요. 그리고 그 여자친구가 골반이 크다 보니 그쪽도 큰 게 아닌가 싶었구요.

그러다 보니 자극이 안 되었어요. 결국 사정도 못하고 오래 끌다가 자연스럽게 분위기가 가라앉으면서 마지막에 제 손으로 사정했어요. 못내 아쉬웠죠. 그런데 더 억울(?)했던 건 그녀는 느낌이 좋았는지 나중에 집에 갈 때 '중독된 것 같다'면서 좋아했다는 거!

박준서 (35세, 직장인)

## 공허감만 남은
## 나의 첫경험

첫경험을 한 건 20살 때 소위 집창촌이라 불리는 곳에 가서 성매매를 통해서였어요. 대부분의 남자들이 그렇듯이 친구들과 호기심에 가게 됐죠. 가기 전엔 긴장도 되고 기대감도 있고 궁금하기도 했어요. 어떤 기분일까 하고.

그런데 그날 저를 상대하러 들어온 여성이 기분이 안 좋아 보였어요. 좋지 않은 일이 있었는지 혹은 실연을 당한 건지 술을 한 잔 하고 들어왔더라고요. 물론 나이도 저보다 훨씬 연상이었고요. 들어와서는 다짜고짜 하소연을 하더군요. "남자는 다 왜 그러니?"부터 해서 한숨을 푹푹 쉬고 울기도 하고요.

어찌어찌 기계적으로 하게 되긴 했는데 제가 사정도 금방 한 데다 끝나자마자 뒤도 안 돌아보고 바로 나가더라고요. 솔직히 말해 굉장히 공허했어요. 그래도 나름 첫경험인데 환상이 확 깨진 거죠. 이건 아니다 싶은 생각에 후회도 되고 자책감도 들고 이런 덴 다시 오지 말아야지 결심했어요. 물론 그 후에도 몇 번 가게 되긴 했지만 첫경험의 기억은 공허감밖에 없습니다.

이승준 (36세, 기혼, 자영업)

## 포경수술 하기 전의 첫경험,
## 너무나 쓰리고 아팠던…

첫경험을 하게 된 계기는 아주 평범했습니다. 제 또래가 비슷하게 겪듯이 21살 때 군대 갔다가 휴가 나왔을 때 집창촌에 가서 하게 됐죠. 그런데 대부분의 제 또래 남자들과 달리 그때까지 저는 포경수술을 하지 않고 있었어요. 어쩌다 보니 어렸을 때 부모님이 필요성을 못 느꼈던 것 같아요. 그래도 언젠가는 해야 될 거라고 생각은 하고 있다가 26살에 뒤늦게 수술을 했으니까, 첫경험은 포경수술을 안 한 상태에서 하게 된 거죠.

보통 첫경험은 사정을 빨리 한다고 하잖아요. 그런데 콘돔을 끼고 하는데도 귀두를 덮고 있는 살이 다 벗겨지면서 되게 아프더라고요. 사정도 못하고 있으니까 저를 상대하던 그 여성이 콘돔을 벗고 해보라면서 도와줬는데 그래도 결국 사정을 못 했어요. 아픈데다 서운하기까지…….

그 상태로 아쉽게 마무리하고 부대 복귀를 했는데 다음날부터 속옷에 누런 분비물이 묻기 시작하는 거예요. 검사를 해보니 비임균성 요도염이었어요. 중대장님한테 가서 솔직하게 이야기했더니 외출증을 끊어주셨죠. 치료 받고 오라고.

그 후로는 콘돔 사용도 잘 했고 26살 때 포경수술을 받으면서 아픔도 없어졌지만 지금도 첫경험을 생각하면 쓰라렸던 기억이 납니다.

김지욱 (36세, 회사원)

## 캐나다 연상녀와의
## 늦깎이 첫경험

24살이었으니까 상당히 늦은 편이었죠. 그런데 특이하게도 우리나라 여자가 아니었어요. 캐나다 여성이었던 데다 나이도 저보다 6살이나 많은 연상녀였죠. 그러다 보니 설렘보다는 두려움과 긴장이 컸어요.

우리나라 남성이라면 다 저랑 비슷했을 거예요. 그녀는 키도 크고 인기도 많고 백인 남성들과 경험도 많았을 텐데, 그에 비해 나는 동양인인 데다 숫총각이었으니까요. 가장 먼저 든 생각은 '사이즈가 맞을까? 내 게 작지 않을까?' 하는 고민이었어요. 그래서 내가 과연 잘 할 수 있을까 하는 걱정 때문에 긴장이 안 풀리더라고요.

결국 제대로 못했어요. 짜릿함이나 설렘은커녕 온통 긴장과 강박관념밖에 없었으니까요. 섹스를 몸으로 해야 되는 건데 그냥 머리로만 한 것 같아요. 저 여자랑 자고 싶다는 욕망을 실현했다는 것 말고는 그날 밤이 어떻게 지나갔는지도 모르겠어요.

윤상철 (37세, 사업준비중)

# 섹스를

## 야설로 배운 중학생

저는 지금까지도 섹스에 대한 죄책감이 남아 있어요. 어렸을 때 섹스를 잘못 배운 탓이죠. 중1 때 '야설'을 알려준 친구가 있었어요. 근친상간이나 강간에 대한 내용이 나와 있었는데 뭔지도 모르고 읽으니 신기하더라고요. 그런데 얼마 후에 그 친구가 제안을 했어요. "야, 우리도 지나가는 여자애 잡아서 해보자."
그 야설에 나와 있는 것처럼 강간을 해보자는 거였죠. 그래서 친구와 밤거리를 배회하면서 골목길 어두운 곳을 기웃거리고 다녔어요. 그때는 그게 범죄라는 생각도 못했으니 참으로 철이 없었죠. 다

행히 실행은 못하고 그냥 집에 가자고 친구를 끌고 왔어요.

그러고 나서 얼마 후에 구성애씨의 성교육 프로그램을 접하게 됐어요. 그때 알게 된 내용들이 저한테는 충격적이었어요. 구성애씨 자신의 성추행 경험, 그리고 그 무렵 뉴스에서 접한 성폭행 피해자 이야기를 듣고 엄청 괴로웠어요. 내가 다른 사람한테 상처를 줄 뻔했다는 걸 그제야 알았어요. 만약 친구랑 제가 정말로 어떤 여자애를 잡아서 피해를 입혔다면 어쩔 뻔했나 하는 생각이 자꾸 들었어요. 성범죄라는 게 성욕 때문만이 아니라 자기보다 약한 만만한 약자를 괴롭히는 거잖아요.

그 후로는 성욕이 생길 때마다 죄책감이 같이 들었어요. 자위를 할 때도 발기 따위 더 이상 안 되게 속에 있는 걸 다 빼버려야겠다면서 거칠게 했어요. 없어졌으면 좋겠다는 생각에 아주 심하게 문질렀더니 나중에는 피가 섞여 나오더라구요.

저처럼 성에 대한 왜곡된 정보와 지식을 갖게 되는 게 문제라고 생각해요. 성에 대해서 죄책감을 가질 필요가 없는 건데 어렸을 때 접한 잘못된 성지식으로 성을 왜곡시키고, 성범죄에 대해서도 잘못된 관념을 갖게 되구요.

어른이 되고 나서 본 성교육 만화 중에 재미있는 게 있어요. '러브 다이어리'라는 19금 일본 만화인데 페니스의 모양이나 질의 모양, 체위의 종류, 상대방이 거부할 때 팁 같은 성 지식들이 나와요.

이 만화를 보고 나서 개인적으로 섹스에 대한 공부가 많이 필요하다고 느꼈어요. 피임이나 질병에 대한 지식 습득도 중요하고 자신

의 경험이나 감정을 다른 사람들과 공유하는 과정도 필요하다고
생각해요. 우리나라도 어렸을 때부터 성교육을 즐겁게 접해야 하
지 않을까요?

임현철 (27세, 취업준비중)

# 성매매,

## 남자라면
## 누구나
## 거쳐야 할
## 성의식?



성은 아름다운 것이어야 하지만 음지에서 사고파는 행위로 이루어지는 성매매 또한 엄연한 현실이죠. 평범하고 신체 건강한 다양한 연령대의 남성들에게 성매매 경험담을 들어보겠는데요, 남자로서 성매매를 당연한 현실로 여기는 분들도 있지만 개인적으로 꺼려하는 남성들도 적지 않습니다. 우리나라 남자들, 성매매를 어떻게 생각하고 있을까요? 10명의 남성 출연자들에게 의견을 들어봤습니다.

우선 성매매에 찬성하는 입장에는
다음과 같은 이야기들이 있군요.

죄도 아니고
남자들의 자연스런 선택이다

남자로서 성매매업소나 유흥업소에 가는 게 나쁜 일인가요? 싫으
면 안 가면 되는 거고 개인의 자유의지죠. 솔직히 사회생활 하는 남
자들은 싫어도 한두 번씩은 안 갈 수가 없어요.
제가 보통 가는 데는 주점이나 대딸방인데요, 대딸방 같은 경우에
는 처음에는 마사지를 해주고 그 다음에는 립서비스로 사정까지
하게 해주죠. 최근에 간 데는 목욕탕이었는데 마사지를 해주는 곳
이었어요. 립서비스가 아니라 젤을 발라서 핸드서비스를 해줬어요.
주점의 경우에는 흔히 룸살롱이라고 하는 곳에서 놀다가 2차를 가
는 경우가 있고 '구미식' 같은 경우에는 룸(노래방) 안에서 다 벗고
그 자리에서 관계를 맺는, 그러니까 각자의 파트너와 안에서 다 같
이 하는 거죠. 그게 조금 자극적이더라구요. 남이 하는 것도 보이고
자세에 따라 보이는 것이 다르니까. 비용도 저렴하고요. 나이트클
럽엘 가서 원나잇을 하게 되면 성취감은 좀 더 들지만 솔직히 업소
가는 것보다 비용이 더 많이 들죠.

장동우 (28세, 미혼, 자영업)


성매매는 인류 역사와
뗄 수 없는 직업이다

인간의 역사에서 제일 처음 생긴 직업이 군대와 매매춘이라고 하거든요. 성매매 근절, 말은 좋지만 현실적으로 불가능하죠. 차라리 호주처럼 인정해주는 게 나을 것 같아요. 세금도 정당하게 내게 하면서.

실제로 호주는 합법화시키고 나서 성범죄 비율이 33% 정도 줄었다고 합니다. 국가에 성매매업을 한다고 등록하려면 기준도 제법 까다롭다고 해요. 일정 학력수준도 되어야 하고 여러 가지 검사도 받고 테스트도 받아야 하죠. 그리고 이건 여성 종사자들의 문제만은 아니라고 해요. 호주에서는 실제로 시위가 일어났어요. 남자들도 성매매 산업에 종사할 수 있게 합법화시켜달라고. 남자, 여자를 떠나서 정당하고 떳떳하게 나라에 등록해서 자기 하고 싶은 걸로 돈을 번다는데 그게 왜 나쁜 건가요?

최승현 (29세, 미혼, 직장인)

## 겉으로 보이는 걸 단속한다고
## 없어지는 게 아니다

저도 대부분의 한국 남자들이 그렇듯이 특별히 즐기는 건 아니지만 가끔 가게 됩니다. 그래서 성매매 단속이나 근절에 대한 얘기가 나오면 답답해요. 풍선효과라고 하죠? 저도 같은 생각인데요. 요즘 상황을 보면 흔히 말하는 집창촌은 많이 줄어들었지만 그 대신 다른 형태의 성매매 업소, 예를 들어 안마방 등은 오히려 활성화되어 있어요. 그런 업소들도 어느 정도는 필요하다고 생각하고요, 성매매라는 건 어느 정도 필요하지 않나 생각합니다.

당장 눈에 보이는 게 없어졌다고 해서 실제로 없어진 게 아니에요. 그래서 공창제를 운영하고 있는 나라도 많이 있잖아요? 없애려고 하면 오히려 음지로 파고들잖아요. 음지로 파고들수록 직업여성들의 처우가 더 나빠질 수 있어요. 그럴 바엔 차라리 공창제라든가 국가적인 별도의 정책을 만들어서 직업여성들의 건강과 권리를 위해 조치를 취해주는 게 낫다고 생각합니다.

이민수 (29세, 미혼, 회사원)

## 남자들의 공공연한 비밀!
## 관련 커뮤니티도 활발하다

대한민국 남자라면 성매매 경험은 대부분 있겠죠. 자의도 있고 직장생활 하면서 어쩔 수 없이 접하는 경우도 많고요. 저도 20대 때 돈으로 성을 사러 가는 경우가 많았어요.

인터넷 커뮤니티 중에 성매매 관련 커뮤니티도 많은데요, 나이트, 단란주점, 노래방, 대딸방 등 여러 가지 카테고리가 있어요. 각 지역마다 지역색도 강하고 시스템들도 다르고요. 예를 들어 서울의 북창동 스타일은 여성들이 끈팬티만 착용하고 들어와서 하는 거죠. 각 지역에 따른 정보들이 커뮤니티에서 활발하게 업데이트되고 있어요.

음지일수록, 그리고 수위가 하드할수록 정보가 빠르죠. 요즘에는 국가에서 제재하다 보니 변칙적인 업소들이 많이 생겨나요. 그중 이미 지클럽이라는 건 지하철이면 지하철, 그밖에 감옥, 학교, 비행기 등 여러가지 상황을 만들어놓고 여성들이 관련 제복이나 교복을 착용하고 나와서 남성들의 시각적인 자극을 성욕으로 이끌어내는 시스템입니다. 이것보다 수위가 높은 페티시클럽은 더더욱 음지에 있어요. 예를 들어 음식을 여자의 몸에 올려놓고 그걸 먹는다든가.

저도 다양한 업소를 가봤는데 지금은 예전에 비해 그렇게 즐기게 되는 건 아니에요. 어느 정도 경험하게 되면 기대감이 낮아지니까요.

김준혁 (32세, 미혼, 회사원)

## 성매매 근절은
## 불가능하다

최근에도 성매매업소에 갔습니다. 한 달에 한두 번? 혹은 그 이상일 때도 있고요. 업소에 가서 직업여성과 하는 건 사랑하는 여자랑 하는 것과도 다르고 자위하는 것과도 달라요. 그 중간 정도랄까?

남성호르몬이 존재하는 한 성매매가 근절된다는 건 불가능하다고 생각합니다. 그래서 집창촌을 없앤다는 정책은 절대 성공할 수 없다고 봐요. 이왕 존재하는 거라면 음지에 있게 하지 말고 밖으로 끌어내서 관련 종사자들의 건강 관리와 성병 발병 관리를 제대로 해줬으면 좋겠어요. 국가적으로.

- 김정호 (37세, 기혼, 사업준비중)


## 차라리 합법화시켜서
## 제대로 관리해라


대부분의 제 또래 남자들이라면 성매매는 인생의 자연스런 통과의례라고나 할까요? 저도 첫경험을 성매매를 통해서 했고, 군대 갈 때쯤 돼서는 친구한테 하는 선물이랄까, 뭐 그런 식이죠. 또 휴가 나오면 주변 친구들이 보내주기도 하구요.

솔직히 돈 있고 생각 있으면 누구나 쉽게 접할 수 있는 게 성매매 아닌가요? 하고는 싶은데 마땅히 파트너가 없을 때 그냥 찾아가게 되죠. 총각 때는 섹스 한 지가 좀 됐다 싶으면 찾곤 했고요.

지금이요? 결혼하고 나서 지금은 거의 안 가죠. 가도 별 생각이 안 들더라구요. 성매매에 종사하는 직업여성들은 아무래도 손님을 일로써 대하니까 교감을 전혀 못 느끼고, 가봤자 늘 똑같고, 도중에 시간이 좀 더 길어지려 하면 빨리 사정하라고 보채니까요.

성매매 자체는 부정적으로 보지 않아요. 권장할 만한 사항은 아니지만 그걸 했다고 해서 그 사람을 처벌할 필요는 없다고 봐요. 국가에서 성매매특별법이란 것을 시행할 때도 언론에서 우려한 것처럼 '풍선효과'가 나타났죠. 어느 한곳을 찍어 누르면 반대쪽이 튀어나 온다는 거죠. 인위적으로 규제한다는 것 자체가 무리인 것 같고요. 개인적으로는 성매매 자체를 완전히 근절시키지 못할 거라고 생각 해요. 단속한다 해도 다른 형태로 퍼져나갈 테니까요.

차라리 합법화시키고 관리를 제대로 했으면 하는 게 저의 개인적 인 생각이에요. 성매매 종사자들은 불특정 다수와 육체적 관계를 맺는 거니까 거기서 파생되는 질병을 담당 부서에서 제대로 관리 를 해야 하고, 성매매산업이라는 것도 어차피 수익을 얻는 행위이 기 때문에 그 업종에 있는 사람들에게 정당하게 소득신고를 하게 해서 세금을 걷어가는 게 낫다고 봐요. 불법으로 못을 박아놓으니 세금을 내고 싶어도 못 내잖아요.

이영국(46세, 기혼, 개인사업)

이처럼 개인의 호불호를 떠나 성매매를 없앤다는 건 현실적으로 불가능하다는 의견이 대부분이었습니다. 없애려고만 하면 음지로 파고들 뿐이니까 차라리 제도적으로 관리를 해주자는 거죠. 그래 야 관련 종사자들도 떳떳하게 인정받으며 일할 수 있고 이용자들 도 자유롭게 즐길 수 있다는 겁니다.

그렇다면 성매매에 부정적인 의견에는

어떤 것이 있을까요?


## 둘이 좋아서 하는 게
## 진짜 좋은 섹스다

성매매, 저도 해보긴 해봤습니다. 군대 갔을 때 딱 한 번이요. 그런데 그 후로 안 해요. 돈 주고 여자한테 강간당하는 느낌이라서요. 섹스를 하고 나면 서로가 기분이 좋고 행복하다고 느껴야 하잖아요. 섹스란 양쪽이 다 좋아서 해야 한다는 게 제 생각이거든요. 그런데 직업여성분은 돈을 받고 일을 하는 거지 섹스를 하는 게 아니잖아요. 전 그게 싫은 거예요. 여자가 진심으로 좋아서 하는 것과 기계적으로 하는 것은 느낌이 다르겠죠. 남자 입장에서도 썩 좋은 기분이 아니에요. 그래서 저는 성매매 안 합니다. 친구들이랑 술 먹고 나서도 업소에 간다고 하면 전 안 간다고 빠집니다.

정형수(28세, 미혼, 직장인)


## 성매매, 한 번도 안 했고
## 앞으로도 안 할 것

일반적인 한국 남성들과 달리 저는 성매매 경험이 없습니다. 20대 후반의 나이가 되도록 성매매도 안 하고 원나잇도 안 해봤고 이제까지 섹스 상대는 달랑 2명입니다. 보수적이라고 하실지 모르겠지만 전 그냥 성매매가 싫을 뿐이에요.

섹스는 사랑하는 사람과 하는 게 중요하다고 생각합니다. 그런데 성매매를 했다 안 했다, 혹은 이제까지 몇 명과 자봤다, 속된 말로 몇 명 따먹어봤다는 걸 과시하는 건 섹스에 대해 잘못 접근하는 사고방식들이죠.

솔직히 요즘 젊은 친구들은 성매매를 했다고 하면 놀리는 분위기예요. 그런 곳에 자주 가거나 여자 몇 명 따먹어봤다고 얘기하면 소위 '골이 비었다'고 생각들 하죠. 사람을 도구나 숫자로밖에 생각 안 하는 남자들은 인생을 제대로 즐길 줄 모르는 거죠.

앞 세대에 비해 시대가 많이 바뀌었어요. 저처럼 성매매를 싫어하고 안 하는 남자들도 의외로 많습니다.

김희철 (29세, 미혼, 대학원생)

## 반대는 안 한다,
## 하지만 나는 안 한다

섹스는 서로 교감이 있는 여성과 경험을 공유하는 의미 있는 일이라고 생각해요. 그래서 저는 첫경험도 성매매 업소에서 하지 않았어요. 여자친구와 소중히 기억하고 싶었기 때문이죠.

사실 남자들이 직장생활 하면서 경험을 아주 안 하는 건 불가능해요. 그게 현실이죠. 저도 회식하면서 룸살롱 같은 데 가본 적은 있습니다. 직업여성분들이 룸 안에서 2차까지 해준다고 바지를 벗기고 오럴을 해주는 곳에 가본 적도 있어요. 그때 되게 당황스러웠어요. 발기도 안 됐구요.

성매매에 대해 반대하는 입장은 아닙니다. 가능하다면 차라리 합법화가 돼서 체계적인 관리가 되어야 할 필요가 있어요. 그리고 남자들이 섹스파트너가 없을 때 욕구를 푸는 곳도 있어야 한다고 생각해요. 다만 제 개인적으로는 앞으로도 성매매를 자발적으로 할 일은 없을 것 같습니다.

윤승현 (31세, 미혼, 회사원)


## 성매매는
## 내 인생 최악의 경험

저는 대다수의 남자들이 그렇듯이 첫경험을 성매매 업소에서 한 경우입니다. 군대 가기 전에 친구들이 돈 모아서 집창촌에 보내줘서 거기서 첫경험을 했거든요. 근데 너무 허무했어요. 아무 감정도 없었고, 그 경험 때문에 정신적인 결벽증이 생겼어요. 행위 이후의 허무감이 너무나도 심했어요. 제 인생 최악의 경험이었다고 할 수 있어요.

저도 다른 남자들처럼 정상적인 사회생활 해왔고 노는 것도 좋아

하고 술도 좋아합니다. 그런데 술 외에 다른 것들, 그러니까 업소에
서 성매매를 한다든가 2차를 간다든가 하는 건 좋아하지 않습니다.
물론 성매매를 하는 사람들을 비난하진 않아요. 성매매는 현실적
으로 필요악이라고 생각합니다. 차라리 합법화했으면 좋겠어요. 양
지로 드러내서 제대로 관리하면 세금도 걷을 수 있고 성범죄 발생
률도 오히려 줄어들지 않을까 합니다.

박철호 (37세, 기혼, 직장인)

'한국 남성들은 무조건 다 성매매를 할 것이다, 즐길 것이다'라는 생
각도 어찌 보면 편견일 수 있겠군요. 진정한 교감이 있는 섹스를 즐
기는 남성들은 오히려 성매매를 꺼려한다는 걸 알 수 있었습니다.
하지만 개인적으로 부정적인 분들이라 할지라도 성매매 합법화에
대해서는 긍정적인 의견을 갖는 경우가 많다는 걸 알 수 있었어요.
음지보다 양지에서 관리하는 것이 모두에게 이롭다는 점에 있어서
는 의견일치를 보이고 있군요. 개인의 취향 존중과 현실적 대안 도
모, 이것이 성매매를 대하는 요즘 남성들의 솔직한 입장인 것 같습
니다.

# 나는

# 동정남이다

이번에는 조금 특별한(?) 남성을 모셔봤습니다. 29세 대학원생인 '로슈'님인데요, 로슈님은 '나는 동정남이다'라는 이야기를 나누러 이 자리에 나오셨습니다.

대한민국 사회에서 성인 남성이 성경험이 없다는 건 특별하다기보다는 '조금 다르다'라고 얘기할 수 있겠죠? 요즘엔 사실 20세만 넘으면 여성들도 소위 '숫처녀'가 드물다고 하지 않습니까? 그래서 29세의 동정남이라고 하면 예전에 남자들끼리 농담 삼아 이야기하던 '천연기념물' 이상이 될 것 같은데요.

로슈님의 주변 분들은 어떤 반응을 보이나요?
성경험이 없다는 것을 다른 사람들에게
떳떳하게 말씀하시는 편인가요?

**로슈** 저는 별로 특별하게 생각 안했어요. 그런데 동정남이라고 얘기하면 놀라시더라고요. 거짓말일 거라고 하는 분들도 계시고. 군대 있을 때는 "넌 무슨 낙으로 인생을 사냐?"고 하는 분들도 있었어요. 술도 담배도 안 하고 여자 경험도 없으니까. 주변에서 놀라면 저도 놀래요. 저는 별 다른 것 없이 살았을 뿐인데 다들 특별히 여기니까.

왜 한 번도 안 하셨어요?

**로슈** 여자친구가 없었던 거죠. 기회가 없었던 거고.
좋아하는 여자가 있었던 적은 있었어요. 20살 때였죠. 그런데 그때 제 입장이 애매모호했어요. 저는 그 친구를 좋아했는데 그 친구는 다른 남자를 좋아한다고 저한테 털어놨거든요. 그 친구가 양다리를 걸쳤다기보다는, 그냥 상황이 애매했던 거죠.
그 애랑 섹스 할 뻔한 적이 있긴 했어요. 그런데 저는 상대방이 정말로 수용했을 때 하자는 생각이었거든요. 철저히 여자 입장 중심으로요. 그래서 상대방이 오케이 했더라도 중간에 거절하자 바로 그만두었죠.

여자분이 오케이 했다가
중간에 거절해서 그만뒀다고요?
잘 이해가 안 되는데요?

**로슈** 저한테 마음을 완전히 열지 않았다는 걸 느낀 거죠. 그날 집에 돌아와서 전화통화로 이야기를 많이 했어요. 섹스에 대해서. 그때 그 애가 이런 얘길 했어요. 만약 자기가 첫경험을 하게 된다면 정말 사랑하는 사람과 하고 싶다고요. 제 입장에선 좀 슬픈 이야기였죠. 20살 때였으니까 저도 아무래도 움츠러들 수밖에 없었죠. 물론 저도 남자니까 후회한 적도 있어요. 그날 기회가 있었고 그녀가 기회를 준 건데 내가 뿌리친 건 아닐까 하고요. 하지만 다른 사람을 생각하고 있는 여자와 억지로 하는 건 제가 싫었어요.

그럼 그때 말고는 기회가 없었나요?

**로슈** 그 후 학교를 휴학하면서는 새로운 누군가를 사귄다거나 여성인 친구를 사귈 기회가 별로 없었어요.

그럼 원래 섹스에 대해 관심이 없으셨나요?
자위나 성매매에 대해서는 어떤 생각이신지 궁금한데요?

**로슈** 저도 보통 남자들과 크게 다르지 않아요. 자위는 중학생 때 처음 했어요. 뭔가 몸속에서 피는 끓고 손은 가는데 어쩔 줄은 모르겠고. 그런데 어쨌든 손이 가면 만지게 되잖아요. 그러다 우연히 사정을 하게 되었죠. 지금은 일주일에 한두 번 해요.

다만 성매매에 대해서는 거부감이 있습니다. 어릴 때부터 엄격한 기독교 집안에서 자라서 그러는지도 모르겠지만 남녀를 떠나서 낯선 사람에 대한 두려움이 좀 있어요. 모르는 사람하고 밥 먹는 것도 좀 힘들고요. 그러니 성매매는 더욱 해보고 싶지 않았죠.

한국 사회에서는 친구들이나
주변 분위기에 휩쓸려서 첫경험을 하게 되는
남성들도 많은데 주변에서 자극은 없었나요?

**로슈** 제 경우엔 군대 가기 전에도 그런 데 집착하는 친구들이 없었어요. 친한 선배가 있었는데 그 선배분도 그쪽으로는 자극을 주지 않았어요. 군대 가면 어떠한 사람들을 만나고 어떤 경험을 하게 될 거니까 각오하라는 조언만 해주었죠.

끼리끼리 논다고 하죠? 저랑 친한 친구가 2명이 있는데 그 친구들도 성경험이 없어요. 결혼한 친구들이야 결혼했으니까 하는 거고. 사실 제 친구들끼리는 섹스에 대한 이야기를 거의 안 해요.

성인 남성으로서 성경험이 없다는 것에 대한 강박이랄까,
그런 건 없나요?

**로슈** 글쎄요. 강박을 가져야 하나요? 굳이 애써서 뭘 해보겠다, 관계를 가져보겠다는 강박을 가질 필요는 없다고 생각해요. 그렇다고 순결주의자는 아니에요. 순결에 대한 강박에 대해서도 반대하는 입장이니까요.

이성을 사귀고 섹스를 한다는 거, 결국은 사람의 인격 문제고 집중력 문제인 것 같아요. 물론 이성을 사귀어보는 건 좋은 거죠. 경험이 쌓일수록 이성에 대해 이해를 할 수 있게 되니까. 그런데 섹스를 하기 위해서 일부러 많이 만나볼 필요는 없다고 생각해요. 1명을 만나더라도 상대방에게 집중을 하고 상대방을 이해하려는 인격이 중요하지 꼭 100명을 만나고 100명과 자봐야 한다고 생각하진 않아요. 적게 만나더라도 충분히 서로를 알고 이해하는 것이 중요하다고 생각해요. 그러다가 잘 수도 있겠죠.

## 섹스에 대한 로슈님의 사고방식을 정의한다면?

**로슈** 자기 몸을 사용하는 것에 대해 조금은 진지했으면 좋겠어요. 섹스는 관계의 연장선상에서 있는 거지 도구가 아니라고 생각해요. 그것만을 목적으로 하는 건 사람을 도구로 여긴다는 거잖아요. 남자든 여자든 자기 몸을 도구로 여긴다면 누구나 분노하지 않나요? 남자들도 여성이 남성을 도구로 여기면 분노하죠. 특히 여자들에게 섹스는 육체적뿐만 아니라 심리적인 의미도 굉장히 크니까 서로 이해를 해야 한다고 생각해요. 결국 남자든 여자든 자기 몸을 막 쓰지 말고 의미를 둬야 하지 않을까요?

그렇군요. 로슈님의 이야기를 들어보니 나름의 소신과 의식이 있다는 걸 알 수 있었습니다. 몇 살 때까지 총각 딱지를 꼭 떼야 한다는 강박관념을 가질 필요는 없겠죠. 오히려 로슈님은 성에 대해 건강하게 열려 있다는 생각이 듭니다.
요즘 젊은 세대 중에는 '동정남' 혹은 '초식남'이라 불리는 남성들도 많은 것으로 알고 있는데요, 개인의 다양성과 자유의지가 점점 중요해지는 것 같습니다. 솔직하게 이야기해주신 로슈님, 앞으로 아름다운 첫경험과 성생활을 하게 되실 거라 믿어 봅니다.

# 총각 자취방에
# 침입한

# 옆집 유부녀

20대 중반 총각 시절에 자취를 하고 있었어요. 다세대주택에 방 한 칸 얻어 살고 있었고 옆집엔 30대 부부가 살고 있었는데 막 친하게 지낸 건 아니고 평소 마주치면 눈인사만 조금 하던 정도였죠.

하루는 어느 여름날 밤이었는데 갑자기 제 방 문이 확 열리는 거예요. 누군가가 순식간에 들어와서 문을 닫았는데 깜짝 놀라서 벌떡 일어나보니 평소 눈인사만 하던 옆집 유부녀였어요. 그때 더운 여름이어서 저는 창문도 다 열고 웃통도 벗고 반바지 차림에 누워서 TV를 보고 있었죠. 그 상황에서 옆집 여자가 다짜고짜 뛰어 들어온 거예요. 그러면서 목소리를 낮춰서 다급한 말투로 이런 말을 해요.

"나 좀 잠깐 숨겨줘요!"

"예? 무, 무슨 일이시죠?"

"내가 지금 쫓기고 있어요! 들키면 큰일 나요!"

술을 마셨는지 술 냄새가 확 풍기더라고요. 어쩔 수 없이 잠깐 앉았다 가시라고 했죠. 그런데 누군가한테 쫓기고 있다면서 방 밖에서는 아무 소리도 안 나요. 1분, 2분, 3분……. 한 5분이 지나도록 바깥은 잠잠하고 방 안은 점점 분위기가 어색해졌죠. 그런데 그 여자분이 마음이 가다듬어졌는지 저를 자꾸 힐끔힐끔 쳐다보더니 이렇게 말하는 거예요.

"총각, 이리 가까이 좀 와서 앉아 봐요."

"예?"

"어머, 기타네? 기타 잘 쳐요?"

그때 제 방에 통기타가 있었는데, 그걸 본 그 여자분이 기타 쪽으로 몸을 기울이면서 손을 뻗쳤어요.

저는 당황해서 하지 말라고 했죠. 시끄러우면 좋을 게 없을 거 같아서요. 그러면서 그 여자분 티셔츠를 잡아 당겼는데 그분은 민소매 티셔츠 아래 아무 것도 안 입은 노브라 차림이었어요! 그분은 자꾸 기타를 가져오려고 하고 저는 말리고 실랑이를 하다 보니 둘이 넘어진 거예요. 그야말로 삼류소설에나 나올 법한 상황이 벌어진 거죠!

제 몸 위로 그분이 넘어졌는데 그때부터 제 몸을 더듬기 시작하더라구요. 그 순간 머릿속이 아찔해지면서 저도 수컷의 본능이 살아 났어요. 순식간에 그 여자분이 제 바지 속으로 손을 넣고 더듬기 시 작했고 저도 '에라 모르겠다, 될 대로 돼라.'는 심정으로 여자분이 하는 대로 내버려두었죠. 곧 저도 그 여자분의 치맛속으로 손을 넣 고 더듬었고요.

하지만 거기까지였어요. 아랫도리는 주체가 안 되면서도 머릿속으 로는 이러면 안 된다는 생각이 점점 커지는 거예요. 그분 집이 건넌 방인데 남편도 있단 말이에요. 아직 겁 많은 총각이었던 저는 결국 중간에 그분을 확 뿌리치고 말았어요.

"그만, 그만 하세요!"

옆집 유부녀와의 여름밤은 그렇게 끝났죠. 그런데 그 다음날부터 그 집 식구들, 특히 남편분하고 마주칠 때마다 어찌나 가슴이 두 근거리던지……. 지금 생각하면 제게도 참 순진한 시절이 있었던 거죠.

김정환(45세, 자영업)

# 당신이
# 한 것이

## 정녕
## 피임인가?



-
-

이번 주제는 조금 진지할 수도 무거울 수도 있는 화두, 바로 섹스에 있어서 동전의 양면처럼 뗄 수 없는 피임에 대한 이야기입니다. 철저히 해야 한다는 걸 누구나 알고 있지만 실제로는 간과하거나 실수하게 되는 게 바로 피임이죠.

그동안 방송을 진행하면서 수많은 일반인 출연자들과 이야기를 나눠본 결과 피임에 대해 잘못된 상식을 갖고 있는 젊은 분들이 의외로 많다는 사실에 놀란 적이 한두 번이 아니었어요. 그렇다면 이 자리에 모인 여성 3명, 남성 3명은 피임에 대해 어떠한 생각과 경험을 갖고 있는지 이야기를 나눠보도록 하겠습니다.

## 피임 없는 섹스,
## 돌이킬 수 없는 상처

**선희(35세, 여)** 어렸을 때는 피임에 대한 개념 자체가 없었죠. 그래서 생리주기법을 이용했다가 피임 지식을 어느 정도 알고 나서는 상대방에게 콘돔을 사용하게 하거나 경구피임약을 정기적으로 복용해요.

**아리(27세, 여)** 20살 때 첫경험을 했는데, 그 남자친구는 콘돔을 썼어요. 콘돔이 없을 때는 배란일만 피하면 되는 줄 알고 배란일 전후 3일만 피했구요.

**민선(29세, 여)** 예전에는 저도 질외사정 외에는 피임을 하지 않았어요. 안 된다는 걸 알고는 있었지만 심각하게 생각을 못했죠.

**성진(29세, 남)** 20살 때 저보다 1살 어린 고등학생 여친과 첫경험을 했어요. 피임은 생각도 못했죠. 그때까지도 피임에 대해 무지했어요. 학창시절 가정 시간에 배웠던 거랑 낙태수술 영상 한 번 본 게 다였으니까요.

**경준(32세, 남)** 저는 혼전임신을 하면 절대 안 된다는 생각을 어렸을 때부터 갖고 있었어요. 그래서 첫경험 때도 그렇고 지금까지도 반드시 콘돔을 사용합니다. 평소에도 항상 휴대하고 다니고요.

**민호(26세, 남)** 지금 만나는 여자친구는 콘돔을 안 하면 관계를 안 하려 해서 웬만하면 착용하고 하죠. 그런데 전에는 콘돔을 끼면 사정이 잘 안 돼서 그럴 때마다 콘돔을 빼고 질외사정으로 했어요.

의외로 많은 분들이 피임에 무지한 상태에서 성관계를 맺는 경우가 많죠. 경준님처럼 처음부터 반드시 콘돔을 사용하는 경우보다는 콘돔 없이 하거나 질외사정을 하는 경우가 많은 것 같아요. 참고로 저도 질외사정을 했다가 지금의 두 아이를 갖게 됐습니다. 질외사정은 피임법이 아니란 얘기죠.

또 배란주기법, 즉 배란일을 피하기만 하면 될 거라고 생각하는 분들도 많습니다. 그런데 사실 배란주기법이 피임 방법이라고 보기 힘들다는 것 또한 반드시 아셔야 합니다. 배란주기라는 건 예측일 뿐이에요. 남성의 정자는 5일 이상 살아있는 경우도 많고 배란일에 대한 예측이 조금만 틀어져도 위험한 상황이 될 수 있는 거죠.

그렇다면 잘못된 피임 상식으로 인해 본인이나
주변 사람이 임신을 하게 된 경험을 들어볼까요?

**아리** 다행히 저는 임신을 한 적은 없었는데, 친한 친구가 중절수술을 하고 나서 너무 힘들어하는 걸 보고 조심하게 되었어요. 서로의 작은 실수 때문에 그렇게 고통 받을 수 있다는 걸 그 친구를 보고 처음 알았어요.

**민선**  저는 결국 질외사정으로 임신을 해서 속도위반 결혼을 했어요. 하지만 얼마 후 자연유산을 하게 되었고 결혼생활에 여러 가지 문제가 생기면서 이혼에 이르게 됐어요.

**성진**  고등학교 때 첫경험을 한 그 여친이 덜컥 임신을 했어요. 그때는 당황하기도 했고 나름대로 고민을 많이 했어요. 그래도 좋아하는 감정이 있었기 때문에 결혼까지도 생각을 했고요. 여자친구도 고민을 많이 하다가 자기 어머니한테 이야기를 했나 봐요. 그런데 어머님이 그 이야기를 듣자마자 딸을 병원으로 데리고 가서 수술을 시킨 거죠. 중절수술을 했다는 이야기를 제가 들은 건 모든 게 다 끝나고 난 후였어요. 그 애 어머니가 저를 따로 불러 이야기를 하셨죠. 네가 지금 경제적인 능력도 없고 군대도 가야 하는 상황에서 할 수 있는 게 없지 않느냐고, 그래서 현실적인 선택을 하셨다고요. 지금 생각해보면 현실적으로 어쩔 수 없는 상황이었는데 그때는 어린 마음에 의무감도 있었고 그 소식을 듣고 상처도 받았어요.

**경준**  저는 친구의 경험인데 그 친구가 자기 딴에는 피임을 한다고 배란주기법으로 했다가 실패를 했죠. 고등학교 때라 나이도 너무 어렸어요. 수술은 상대방 여친이 한 거지만 남자인 그 친구도 되게 힘들어 하더라고요. 그걸 보고 나서 저는 가방 속에 언제나 콘돔 하나씩을 가지고 다니게 됐죠.

**민호**  그동안 섹스를 했던 상대 여성 중에 제가 아는 것만 두 번이 있었어요. 한 명은 원나잇으로 술 먹고 해서 피임이고 뭐고 개념이 없었고, 한 명은 잠깐 만난 섹스파트너였는데 그 여성이 피임에 대해 별 말이 없어서 저도 굳이 콘돔을 안 썼구요. 두 번 다 수술을 했어요. 전 그냥 수술비만 줬고요. 네가 알아서 하라고.

## 질외사정과 배란주기법이 피임법이라고?
## 잘못된 상식들

한 순간의 실수로 인한 아픈 경험들이 많군요.
그런데 민호님은 두 번이나 상대 여성분들이
중절수술을 하게 된 경운데 그 후로도 피임을
매번 하진 않으시나 봐요?

**민호** 솔직히 잘 와 닿진 않아요. 여자가 굳이 원하지 않으면 콘돔 착용도 안 하게 되고요. 혹시 상대 여성이 임신을 하게 되면 그 여자가 걱정되거나 아이에 대한 죄책감이 들기보다는 저 여자한테 발목을 붙잡히는 게 아닌가 하는 생각이 들더라구요. 낙태 소식을 듣고 절에 가서 기도를 해보기도 했는데 마음속 깊이 와 닿지는 않았어요. 아직까지 제가 이기적인 것 같네요.

상당히 비난받을 만한 발언인데요, 제가 대놓고 비난하지는 않겠습니다. 그만큼 우리나라 성인 남녀가 피임에 대한 인식이 부족하다는 뜻일 수도 있겠네요.

피임 방법 중 제일 간편하고 안전한 게 콘돔인데요,
피임을 소홀히 하는 이유 중에 콘돔에 대한
거부감도 많다고 하죠? 느낌이 별로라고요.
하지만 초박형 콘돔을 사용하면 괜찮더라구요.

**아리**  사실 남자가 콘돔을 사용하면 여자도 이물감이 들 때가 많아요. 그래도 기본적으로 섹스할 때는 콘돔을 써야 한다는 생각을 갖고 있어야 한다고 생각해요. 제 경우에는 콘돔 아니면 경구피임약을 복용해요. 부작용도 전혀 없구요. 다만 매일 복용해야 하다 보니까 까먹는다는 게 불편한 점이죠.

**선희**  섹시고니님 말씀을 듣고 보니까 저 역시 그동안 위험한 성관계를 했던 것 같아요. 저랑 제 남친도 콘돔을 싫어했거든요. 처음에 콘돔을 착용했더라도 피스톤운동을 하다가 절정으로 갈 때 콘돔을 빼고 질외사정을 한 적이 여러 번 있었어요. 그러면 콘돔이 아무 의미가 없어지죠.

## 콘돔 착용은 단호하게,
## 처음부터 끝까지 철저하게

**민정**  제 경우엔 임신으로 인한 결혼이 제 인생을 많이 힘들게 했어요. 결혼을 하긴 했는데 환경적 스트레스가 많았고 남편도 배려를 안 해줬죠. 의처증, 고부갈등, 경제적 문제도 있었고 남편과 성생활도 안 맞았고 나중엔 남편이 저한테 폭력을 휘둘렀고요. 남편과 관계 회복은커녕 살이 닿기만 해도 역겹고 싫었어요. 이혼을 하고 나서 지금은 새로운 애인이 생겼는데 피임에 대해서는 철저히 신경 쓰게 돼요.

**경준** 원치 않은 임신은 남녀 모두 불행하게 만든다고 봅니다. 남자들은 아무렇지 않다고 생각하는 분들도 많은데 생명에 대한 무게를 알아야 해요. 여자들의 정신적, 육체적 상처가 크기 때문에 책임지지 못할 일은 하면 안 돼요. 피임은 남성이 적극적으로 해야 한다는 게 제 생각입니다.

**성진** 피임 방법을 잘못 알고 계신 분들도 의외로 많더라고요. 삽입 중간에 콘돔을 낀다거나 하면 위험하죠. 결혼을 확정하신 게 아니라면 피임은 꼭 해야 합니다. 웬만하면 남자분들이 주도적으로 콘돔을 잘 이용해야 한다는 데 저도 동의해요.


맞습니다. 여성들도 설령 상대 남성이 꺼려한다고 해도 피임 문제만큼은 단호하게 해서 남성이 콘돔을 사용하도록 하셔야 해요. 중절수술은 윤리적인 문제도 있지만 일단 여성의 몸에 너무나도 안 좋고 마음속의 주홍글씨가 되죠. 피임에 대해 너무 무지한 우리나라 남성과 여성분들, 반드시 콘돔 착용하시고 즐거운 성생활 하시기 바랍니다! 솔직하게 경험담을 나눠주신 출연자분들 모두 감사합니다.

# 부부는

# 속궁합이다

한국인들은 섹스를 음지에 있는 숨겨야 할 그 무엇으로 생각하는 경우가 많죠. 하지만 섹스야말로 사람들의 일상생활 중 하나가 아닐까요? 사람의 삶에 활력소를 주고 남녀관계를 더 돈독하게 해주는 윤활제가 바로 섹스죠. 사실 섹스토킹에서 꼭 필요한 게 미혼남녀보다 오히려 기혼 부부들의 이야기일지도 모릅니다. 그래서 오늘은 유부남이자 3남매의 아빠인 K씨(37세, 자영업)의 행복한 부부 성생활 이야기를 들어보기로 했습니다. 남다른 속궁합과 부부 금슬을 자랑하는 K씨, 그런데 알고 보니 실수도 많았고 시행착오도 많았다고 하네요. K씨는 어떤 과정을 거쳐 지금의 행복한 성생활을 할 수 있게 되었을까요?

## 처음인데 아닌 척한
## 아내와의 첫날 밤

제 나이 26살, 아내가 22살 때 처음 만났어요. 둘이 만나자마자 순식간에 불이 붙었다고 해야 할까요? 만난 지 얼마 안 돼 첫 키스를 하게 됐고 첫 키스 한 지 얼마 안 돼서 첫 섹스를 하게 됐죠.

어느 겨울 늦은 밤, 인적 끊긴 교회 앞 가로등 아래에서 키스를 하는데 둘 다 뭔가 느낌이 오는 거예요. 그날 밤은 아내를 그대로 보내고 싶지 않았죠. 그래서 차도 끊겼으니 좀 쉬었다 가자고 아내를 꼬드겼어요.

저는 섹스 경험이 있었는데 아내는 제가 처음이었어요. 그런데 그때는 저한테 처음이 아닌 척 했어요. 자기도 경험 있다고. 하지만 삽입을 하는데 많이 아파하는 걸 보고 이 여자가 처음이구나 하고 알았죠. 결국 첫 삽입은 실패하고 두 번째 할 때 제가 공을 많이 들여서 삽입에 성공을 했는데 아내가 처음이다 보니 의외로 낭만적이지는 않더라구요.

지금도 아내랑 그날 밤 이야기를 하곤 해요. 10년도 더 된 일이고 그다지 로맨틱하지도 않았지만 이제는 젊은 날의 추억이 됐죠.


## 나는 위선적인
## 남친이었다

아내랑 결혼하기 전에 연애기간이 2년 정도였어요. 그런데 연애하는 동안 크게 싸운 적이 있어요.

하루는 여러 친구들하고 술을 한잔하고 헤어진 후 아내와 단둘이 돌아오는데 그날따라 아내가 그렇게 예뻐 보일 수가 없더라구요. 겨울이었는데 아내가 입고 있는 옷은 흰색 패딩점퍼였어요. 마치 순백의 천사 같다고 할까?

그런데 술을 너무 많이 먹어서 그런지 아내가 속이 안 좋다고 하더니 어두운 골목길 구석에 달려가서 구토를 하는 거예요. 그런데 술이 취해서 그런지는 몰라도 순백의 패딩을 입은 그 뒷모습마저 너무 예쁜 거예요. 이야기 속에 나오는 흰색 여우처럼.

그래서 충동적으로 그 자리에서 한 번 하자고 졸랐어요. 거의 제가 덮치다시피 한 거죠. 겨울 밤 인적 없는 골목길 구석에서. 아내도 처음에는 빼더니 제가 삽입을 하고 나자 쾌감을 많이 느끼는 것 같았어요. 그런데 사정을 하고 나자 갑자기 제 마음이 간사해지는 거예요. 남자라는 게 누구나 자기 여자가 낮에는 조신하고 밤에는 요부였으면 좋겠다고 생각하잖아요. 저도 그때 그랬던 것 같아요. 덮치기 전에는 여우였으면 좋겠다는 생각으로 덮쳤는데, 막상 하고 나니 아내가 쉬운 여자라 느껴졌다고 해야 되나? 아무튼 제가 시작해놓고서도 이런 말도 안 되는 생각이 들었어요. 결국 말다툼을 하다가 아내한테 '더럽다'는 말까지 하고 말았어요.

아내가 상처를 많이 받았죠. 머리채 붙들고 심하게 싸우고 냉전기간도 길었어요. 그때 저도 참 어렸던 것 같아요. 감정 기복도 심했고요. 이 여자가 나를 믿고 사랑하니까 따라준 건데 그런 심한 말을 했으니.

세월이 한참 흐른 후에도 아내는 그때 내 말에 상처받고 서운했다는 얘기를 가끔 합니다. 사실 그 일 이후로 아내와 술을 끊었어요. 어떤 일이 있어도 술을 안 마시죠.


## 부부끼리 평소
## 스킨십을 자주 하라

어리고 철없었던 건 피임 문제도 마찬가지였어요. 사실 우리 부부는 섹스할 때 피임을 잘 안 했어요. 우선 제가 콘돔 착용하는 게 별로 좋지 않았거든요. 첫 섹스를 할 때도 콘돔 없이 했었는데 아무래도 두려우니까 그 뒤로 콘돔을 사용하려 하긴 했어요. 그런데 저도 느낌이 안 좋을 뿐만 아니라 아내도 느낌이 안 좋다고 했어요. 결국 질외사정을 하거나 배란주기를 계산해서 조심해서 하긴 했는데 젊은 혈기다 보니 제대로 피임을 했다고는 할 수 없죠.

그 결과요? 지금은 3남매의 부모가 됐죠. 그런데 애들을 셋이나 낳고 나서도 부부관계는 무척 좋아요. 그리고 저희 집은 아이들 눈치를 별로 안 봐요. 자녀가 있다면 부부관계도 요령이 좀 필요합니다. 저희는 평소 애들 보는 앞에서 스킨십도 많이 하는 편이고요. 그러다 보니 아이들도 밤에 안방에 들어왔다가 엄마, 아빠가 끌어안고 있는 걸 보고서도 그냥 '얼레리꼴레리' 하고 나가는 분위기예요. 평소 부모가 스킨십으로 애정표현을 자주 하는 걸 보고 자라서 그런지 이상하다고 생각하지 않는 것 같아요. 그리고 섹스할 때는 항상 귀를 열어놓고 하죠. 신경 쓰이기도 하지만 의외로 자극도 되고 재미있어요.


## 부부 금슬의 엑기스는
## 행복한 성생활

저희 부부도 성생활 10년차가 넘었죠. 그런데 주변에 다른 부부들을 보면 이쯤 되면 부부관계도 소원해지고 권태기도 오고 특히 애들도 생기고 하면 섹스리스로 지내기도 한다는데, 저희는 지금도 섹스를 엄청 즐겨요. 아내는 오히려 예전보다 섹스에 더 적극적인 것 같아요. 자랑이지만 섹스를 나눈 다음 날 아침에는 반찬도 달라져 있고 아내 표정도 밝아져 있곤 해요.

그래서 부부의 행복한 성생활이라는 게 꼭 세월이 지난다고 멀어지거나 퇴화되는 게 아니라고 생각해요. 특히 여자들은 단계가 있는 것 같아요. 오히려 어렸을 때는 오르가슴을 잘 모르고 그냥 기분 좋다 하는 정도였는데, 섹스를 10년쯤 하고 출산 경험도 있고 하면 점점 오르가슴을 알게 돼죠. 절정에 이르렀을 때 맑은 액체가 뿜어져 나오고요.

아내가 오르가슴을 알게 되자 운동도 시작하고 예뻐지려고 더 노력하더라구요. 저희 부부는 그래서 섹스에 대한 대화도 많이 해요. 대화가 안 이뤄지면 육체적인 단계도 안 이뤄지니까요.

그렇다고 해서 남들보다 섹스 횟수가 월등히 많은 건 아니라고 생각해요. 자주 할 때는 아침저녁으로 할 때도 있지만 대개 한 달에 6~7회 정도 하니까요.

예전에 한 번은 부부싸움을 크게 하고 나서 답답한 마음에 풀어보려고 섹스를 한 적 있었어요. 제가 거의 반 강제적으로 했는데 결과적으로 둘 다 기분이 안 좋았어요. 저도 사정을 하고 아내도 느끼긴 했지만 기분은 찝찝했어요. 그리고 다 끝나고 나서 아내가 등 돌리고 울더라고요. 저도 제 자신이 한심한 것 같았고요. 섹스가 부부관계에서 중요한 건 맞지만 문제를 섹스로 풀려고 해서는 안 됩니다. 섹스는 결국 감정 교류가 먼저인 것 같아요.


## 속궁합도
## 노력의 산물이다

저희 부부는 속궁합이 아주 좋다고 자부하지만 처음부터 저절로 됐던 건 아닙니다. 저도 예전에는 애무하는 방법이라든가 오르가슴이라든가 물론 섹스 팁도 잘 몰랐죠. 아내는 수동적이고 제가 적극적이었고요. 그렇다고 강제적으로 하면 절대 안 되죠.

속궁합도 공부와 노력의 산물인 것 같아요. 저는 어디서 섹스 팁을 알게 되면 아내를 설득해서 천천히 실험을 많이 해봤어요. 처음부터 성공할 순 없으니까 단계별로 하나씩 깨우치는 거예요. 기간도 길게 늘여서.

섹스도 공부가 필요해요. 하물며 야동을 봤다 해도 거기 나온 게 다 맞는 건 아니에요. 여자마다 특성이 다르기 때문에 아내에게 맞게 적용을 해야 되죠. 해보기 전엔 모르니까 여러 가지 시도를 해봐야 하구요. 그리고 아내도 저를 믿고 잘 따라와줬어요.

최근에는 섹스토이를 처음으로 사용해 봤어요. 바이브링이라고, 진동이 울리면 삽입하고 클리토리스를 자극하는 건데 아내를 꼭 껴안고 있을 수 있어요. 아내도 처음에는 이질감이 느껴진다면서 별로 안 좋아했는데 두 번째 사용할 때는 좋아했어요. 섹스할 때 저는 무조건 움직여줘야 한다는 강박관념이 있었는데 그걸 사용하니 가만히 있어도 아내를 흥분시켜줄 수 있었어요. 제가 한 템포 쉴 수 있는 거죠. 알면 알수록 섹스 방법은 정말 다양하다는 생각이 들어요.


## 애무는 성감대 말고
## 성감대 주변부터


흔히 남자들은 삽입하고 사정하면 끝나는 줄 알지만 부부관계에서 제일 중요한 게 애무입니다. 사정만 하게 되면 남자 혼자 잠깐 기분이 좋다 뿐이지 그 이상은 아니죠. 부부가 이야기도 많이 하고 포옹도 하고 애무도 하고 이런 것들이 전반적으로 어우러져야 좋은 것 같아요.

저는 잠자리에서 아내에게 안마를 많이 해줘요. 애무보다 전신을 마사지하듯이 안마를 골고루 해주면 어느 순간 서로 느낌이 오는 시점이 있어요.

그리고 안마 다음에 애무를 해줄 때도 무조건 성감대만 먼저 건드리지 않아요. 발가락이나 손가락부터, 그리고 가슴 쪽을 애무하더라도 처음부터 젖꼭지를 빠는 것이 아니라 주변만 애무해요. 아내가 젖꼭지 애무를 별로 안 좋아해서요. 삽입을 할 때도 그냥 바로 넣는 것이 아니라 성기 주변을 충분히 애무해주면 젖게 되는데, 그러고 나서 아내가 넣어 달라고 하면 그때 삽입을 하죠.

섹스라는 게 나 자신은 슈퍼맨처럼 날아다닐 수 있을 거라고 생각하지만 처음부터 그렇게 되는 건 아니거든요. 부부가 같이 천천히 단계별로 올라가는 게 서로에게 아름다운 성이 아닐까 생각합니다.


## 아내의 이쁜이수술이
## 좋지만은 않은 이유


아내가 아이를 셋 낳고 나자 질이 많이 늘어난 상태라 요실금 증세가 조금 생겼어요. 그래서 셋째 낳고서 바로 '이쁜이수술'을 했죠.

흔히 이쁜이수술을 하면 수축이 되어 부부관계가 무조건 좋아질 거라고 생각하지만 꼭 그런 것만은 아니에요. 우선 수술하고 나서 첫 두 달 정도까지는 애액이 안 나왔어요. 아내가 너무 힘들어해서 젤을 써야 했죠. 그 뒤로는 애액이 잘 나오고 있지만 문제는 섹스 횟수가 잦아지다 보면 또 다시 수술 전으로 되돌아가서 똑같이 헐 거워져요. 그리고 수술이 뭐가 잘못된 건지 후배위를 못하게 됐어요. 후배위를 하면 아내가 아프다고 해서 이제 후배위는 영영 못할 거 같아요.

그래서 개인적으로는 여자들의 이쁜이수술을 권하지 않아요. 요실 금 때문이라면 시술을 받아야 하겠지만 단지 섹스 때문이라면 만 족도 면에서 별로인 것 같아요. 차라리 케겔운동 같은 걸 해서 자연 스럽게 되돌아오도록 하는 게 좋죠.

아내가 이쁜이수술을 하고 저는 정관수술을 받았어요. 정관수술을 하고 나니 임신에 대한 불안감이 사라져서 부부관계가 훨씬 자유 로워진 점은 좋아요. 수술도 아주 간단하고 사정도 마음대로 할 수 있으니까. 그런데 정관수술 하면서 배부신경차단술을 같이 했는데, 그게 원래 조루 극복을 목적으로 하는 거래요. 사실 조루가 있었던 건 아닌데 더 오래 길게 하고 싶은 욕심에 한 거거든요. 이게 귀두 앞쪽의 신경을 끊는 건데, 결과적으로는 안 하느니만 못했어요. 섹 스 시간이 더 길어진 것도 아니고, 삽입할 때 힘줄이 걸리는 느낌 같은 게 있어요. 그리고 컨디션이 안 좋거나 잘 안 되는 날은 그 시 술 때문에 그런 건가 하는 심리적인 위축감도 좀 들죠.

사람 몸에 칼을 대는 순간 어디든 부작용이 생기는 것 같아요. 결국 부부간의 섹스는 어떤 시술이나 수술로 좋아진다기보다는 서로 노력하고 발굴해서 점점 새로운 단계를 알아가는 것이 좋다고 생각합니다.

K씨의 이야기를 들으니 정말 본받고 싶은 부부생활을 영위하고 계신 것 같아 부럽네요. 하지만 이 모든 게 K씨와 아내분의 노력의 산물이라는 거, 많은 부부들이 잊지 않으셨으면 합니다.

이런
여자와

섹스하고
싶다

남자들은 보통 자신의 페니스 사이즈 때문에 고민을 많이 하죠. 페니스가 작아서 여자를 만족시켜주지 못할까봐. 반면 여자는 여자의 가슴 사이즈나 몸매에 대한 고민을 많이들 합니다. 그렇다면 남자들은 어떤 여성과 섹스하고 싶어 할까요? 혹은 여성의 어떤 모습에 흥분을 느낄까요?

## 잘 조이는 여자가 좋다

모델처럼 빼빼 마른 여자는 별로예요. 허리와 골반의 비율을 많이 보고 특히 허벅지 볼륨 있는 여자가 섹시한 것 같아요. 가슴 크기는 별로 안 보는데 삽입했을 때 질의 조이는 느낌이 좋은 여자가 좋아요.

*(32세, 직장인)*

## 가슴은 작아도 골반은 커야 한다

너무 마른 여자도, 너무 뚱뚱한 여자도 싫어요. 가슴은 이제까지 섹스하면서 불만을 가져본 기억이 별로 없어요. 남자인 저보다 작으면 문제지만 그 정도만 아니라면 자기 개성이니까. 다만 골반은 좀 컸으면 좋겠어요. 질 조임이 중요하다고 하는데 저는 출산 경험 있는 여성과도 잠자리를 한 적이 있는데 오히려 좋던데요?

*(23세, 학생)*

## 여자는 무조건 가슴

제가 여자를 볼 때 가장 중요시하는 게 가슴 사이즈거든요. 이런 말 하면 많은 여성분들이 실망하실 수도 있는데 솔직히 전 가슴 작은 여자는 좋아하지 않아요. 제가 사귀었던 여성 중에 가장 큰 가슴이 80E였어요. 적어도 C컵 이상인 여자가 좋아요. 그래서 전 통통한 여자가 좋아요. 통통하면 가슴이 크죠. 삐삐 마른 여자는 용서가 안 돼요. 마른 여자는 손 붙들고 데려가 떡볶이 먹이고 싶어요. 살 찌 워야 하니까.

(28세, 직장인)

## 가슴 사이즈와 탄탄한 허벅지가 관건

가슴 사이즈가 섹스에 큰 영향을 끼치죠. 손에 넘칠 정도로 커야 물고 빨고 애무를 하죠. 그리고 잘 모아질 정도의 사이즈여야 해요. 페니스를 끼울 수 있는 정도? 가슴 다음으로 중요한 게 허리에서 엉덩이로 이어지는 라인이에요. 라인이 아름다운 여성을 보면 숨이 턱 막혀요. 허벅지도 좀 굵어야 하고요. 육상선수 허벅지처럼 탄력 있는 다리가 좋아요.

(28세, 자유업)

## 암내만 맡으면 밑에서 불끈

별명이 '개코'일 정도로 후각이 예민한데요. 그래서인지 여자 체취

에 독특한 취향이 있어요. 예전에 첫사랑이었던 여자친구가 겨드
랑이 암내가 좀 심한 편이었는데 그 냄새만 맡으면 발기가 됐죠. 그
녀와 헤어지고 나서도 이상하게 암내 있는 여자가 좋더라고요. 냄
새가 진할수록 아랫도리가 저절로 반응을 해요.

*(38세, 사업가)*

## 내 것을 삼켜주는 여자

나의 사정액을 기꺼이 입으로 받아주려 하는 섹스파트너를 보면
더 흥분되고 기분이 좋죠. 파트너의 분비물을 거부하지 않는 것도
자연스런 애정표현 중 하나라고 생각하니까요.

*(30세, 직장인)*

## 적극적으로 덤비고 반응하는 여자

저는 수동적인 여자는 좋아하지 않아요. 나무토막처럼 가만히 누
워서 남자가 다 해주길 바라는 여잘 만나면 의욕이 사라지죠. 내가
애무를 해주면 나한테도 적극적으로 같이 애무를 할 줄 아는 여자
가 좋아요.

*(35세, 자유업)*

## 관계시 마음껏 표현하게 해주는 여자

원래 지루가 있었는데 그걸 치유하는 데 도움을 준 여자가 있었어
요. 자극적인 순간에 욕을 해도 되냐고 물어봤더니 하고 싶은 대로
해보라고 허락하더군요. 그래서 영화 〈연애의 목적〉에서 나오는 것
처럼 "너 되게 맛있다"는 말부터 평소 잘 안 하던 직설적인 표현들
과 욕설까지 마음껏 했더니 되게 자극적이었죠. 처음으로 해방되
는 기분이었어요. 그 후로는 그런 표현들을 해도 된다고 하는 여자
들을 주로 찾게 돼요.

(27세, 대학원생)


## 살냄새가 좋은 여자

어떤 여자들은 음부에서 나는 안 좋은 냄새 때문에 성감을 떨어뜨
리는 경우가 있더라구요. 그런 경우 대놓고 말하기도 그렇고 굉장
히 난감하죠. 반면 몸에서 나는 체취가 유난히 좋은 여자들이 있어
요. 인위적인 향수 냄새가 아니라 살 자체에서 풍기는 고유의 냄새
라고 할까, 마치 아기 냄새 같으면서도 체취만으로 남자를 서게 하
는 여자, 그런 여자하고라면 밤새워 하고 싶을 정도예요.

(33세, 직장인)

# 성치료사 '아더'의 성감을 일깨우는 방법



섹스칼럼니스트이자 성치료사로 활동하고 있는 아더(본명:조명준)님은 2001년 여성포털사이트 마이클럽에서 성칼럼을 연재하고 부부성클리닉 상담사로 활동하셨죠. 그 후 각종 포털사이트와 일간지 등에서 섹스칼럼니스트로, 그리고 현재는 (주)아더커뮤니티 대표로 활동 중입니다. 섹스상담 및 치료경험을 바탕으로 올바른 섹스방법을 안내한 〈남자는 섹스를 모른다〉, 〈섹스의 재발견, 벗겨봐〉, 〈지금은 섹스를 배울 시간〉 등의 저자이기도 하죠.

아더 님은 대학원에서 몽고 역사를 공부하던 중 밀교 섹스법을 터득하면서 성치료사의 길로 들어섰는데 인터넷을 통해 성상담을 한 사람 수가 5만 명이 넘는다고 합니다. 자타 공인 섹스치료 전문가이신데요, 맨 처음 성치료사의 길로 들어선 계기, 성적감각을 일깨우는 섹스포인트 등에 대해 들어봤습니다.

## 수련을 통해
## 성 도인술을 배우다

저는 29살 때까지 동정 상태였습니다. 대학교 때 첫사랑이 있었지만 둘 다 삽입에 대한 두려움이 있어 끝내 삽입섹스를 하지 못하고 헤어졌죠. 직장생활을 하다 다시 대학원에 들어갔는데, 대학원 전공이 몽고사라서 몽고 풍속사를 공부하는 과정에서 탄트라를 처음으로 알게 되었죠. 그 무렵 성 도인술을 배우는 여자를 '사부'로 만나게 됩니다. 그녀의 섹스파트너는 70대의 남성으로 성도인술을 한 사람이었고 그로부터 3년반 동안 성도인술을 터득한 그녀에게 동정을 버리고 실제수련을 하면서 탄트라이론과 성테크닉을 익혔습니다.

그 후 섹스에 대한 두려움을 갖고 있던 이혼녀를 만나 실제 섹스 행위를 통해 성치료를 하면서 섹스코칭을 시작하게 되었죠. 당시 그 이혼녀는 헤어진 남편 때문에 삽입섹스에 대한 극도의 두려움을 갖고 있었어요. 그래서 처음 3개월 동안은 삽입을 전혀 하지 않았습니다. 오직 마사지만으로 마음을 편하게 해주는 게 치료의 시작이었죠.

성적 성장에서 가장 문제가 되는 건 결국 심리입니다. 심리적 문제가 해결되어야 원만한 섹스가 가능하죠. 결국 3개월 후 그 여자의 심리적 문제가 해결되고 삽입섹스를 하게 되면서 치료가 완성됩니다.

## 섹스의 시작,
## 인간이 완성된 존재가 아님을 인정하는 것

소녀경에서 남자는 불이고 여자는 물이라고 하죠. 서양의학에서도 전희를 통해 남자와 여자가 비슷한 시기에 오르가슴에 도달해야 한다고 설명

합니다. 전희란 일종의 유희죠. 어떻게 보면 섹스를 시작하기 전, 연애할 때 손을 만지고 몸을 만지고 키스하는 것도 다 전희예요. 그만큼 친밀감을 만들고 사랑의 감정을 느껴야 하죠.

흔히 서양식 섹스는 남성이 발기되면 삽입하는 것이 다입니다. 그런데 준비 없는 삽입을 하면 여자들이 고통스럽단 말이에요. 여자는 섹스머신으로 태어나는 게 아니잖아요. 섹스는 여자든 남자든 완성된 존재가 아니라는 걸 인정하는 것에서 시작해야 해요.

남자도 내가 조루다. 발기부전이다. 이런 것이 아니라 남자와 여자가 서로 도와주기 위해 만나는 게 섹스라는 걸 알아야 합니다. 남자가 발기 안 되면 여자가 발기하게 만들어주고 여자가 불감증이면 남자가 그걸 해결해주는 거죠. 성적감각을 깨워서 같이 즐겨야 합니다. 탄트라의 기본도 오르가슴이 목적이 아니라 어떻게 하면 성적으로 같이 즐겨서 내 몸이 필요로 하는 호르몬을 만들어내느냐가 목적이에요.

성적감각을 깨운다는 것은 단순히 육체적 감각뿐만 아니라 정신적인 감각까지도 깨운다는 뜻입니다. 실제로 사람의 몸은 무의식이에요. 부정적으로 생각하는 사람들을 보면 얼굴 표정도 어둡고 걸음걸이도 힘이 없죠. 그래서 몸과 마음을 같이 성장시켜야 하는데 그것이 성적감각을 깨우는 핵심입니다.

## 감각을 축적시키고 확장시켜라

남자의 몸과 여자의 몸은 구조가 똑같아요. 인간은 엄마 뱃속에서 6주가 될 때까지는 전부 여자의 몸을 갖고 있어요. 테스토스테론인 남성호르몬이 주입되면 남자로 바뀌죠. 그래서 남자의 감각과 여자의 감각이 근본적으로 같다는 겁니다. 그런데 대부분의 사람들은 잘못된 교육으로 인해 자신의 감각에 대해 오해를 하고 있어요. 포르노가 교과서인 줄 착각하고 그대로 배우죠.

발기는 흥분과 상관이 없습니다. 아침에 일어나서 발기했는데 흥분했나요? 아니죠. 흥분의 메커니즘과 발기의 메커니즘이 다른 거예요. 그런데 사람들은 발기만 되면 흥분된 줄 알죠. 성감을 페니스로 한정시키는 겁니다. 그게 아니라 페니스의 감각을 온 몸으로 확장시켜야 합니다.

오르가슴도 마찬가지입니다. 오르가슴은 동양이 아닌 서양에서 만들어진 개념입니다. 소녀경에 따르면 오르가슴이 아니라 쾌감의 고조기에 대한 내용이 나옵니다. 쾌감이 고조기에서 얼마나 오랫동안 머무느냐가 중요하다는 뜻이죠. 어떻게 오르가슴에 오르느냐가 아니라 쾌감을 축적시키고 확장시킬 때 진정한 만족감이 만들어집니다. 쾌감을 축적시키고 온 몸에 퍼트리게 되면 자연스럽게 상대방에게 옮겨가게 되어있어요.

그래서 자위에서 핵심도 오르가슴을 목표로 하지 말라는 것입니다. 오르가슴을 목표로 하면 그 다음에는 허탈감이 오죠. 그래서 자위를 할 때도 부드럽게 하다가 오르가슴이 올 것 같으면 멈추고, 그러다 보면 오르가슴이 축적됩니다. 쾌감이 축적되면 여성의 질 내부가 떨리고 골반이 떨리면서 오르가슴이 확장됩니다.

**남녀의 진정한 성적 쾌감은
신비감보다 기대감이다**

대개 여자들은 남편이 밖에 나가서 바람피우면 어떡하나 고민하죠. 바람을 막는 방법은 성적감각을 깨워주는 거예요. 그런데 사정 위주의 섹스는 재미가 없죠. 나이 50줄인 남자들도 파트너만 바꾸면 섹스가 재미있어지는 줄 알아요. 우리 사회의 성지식들이 파트너를 바꿔야 남자가 힘이 난다는 식으로 흐르고 있어요. 이게 가장 큰 오해죠. 파트너를 바꿔봤자 거기서 거기란 말이에요.

반면 성적감각을 깨우면 시간이 갈수록 쾌감이 커집니다. 새로운 여자를 만나서가 아니라, 아내만이 갖고 있는 테크닉이 남자 몸에 주입되면 오히려 새로운 여자를 낯설어하고 외도를 못하게 되죠.

쾌감이란 신비감보다는 기대감에서 옵니다. 사람들이 왜 바람을 피우느냐? 기대감이 없기 때문이죠. 배우자와의 섹스가 나무토막이랑 하는 것 같은 거죠. 하지만 성적감각이 깨어나면 섹스를 할 때마다 매번 여자의 몸이 달라져요. 쾌감에 따라 질의 움직임이 달라지고 여자 역시 남자와 섹스할 때마다 페니스 크기가 달라진다는 걸 느껴요. 어느 때는 꽉 찬 것 같고 어느 때는 부드러운 것 같고 다양한 쾌감을 느낄 수 있어요. 어제보다 내일이 더 큰 거예요. 그러면 아내가 남편을 볼 때 자랑스럽고 대단하게 느껴지고 남편도 아내를 보면 너무나도 사랑스러워질 겁니다.

## 여성의 질이 살아나는 4단계

여성의 질은 죽어있는 질과 살아있는 질이 있습니다. 섹스를 잘하려면 여성의 질의 구조와 질이 살아나는 4단계에 대해 잘 알고 있어야 합니다.

[1단계] 섹스 초반에 여성의 질은 긴장하고 있어요. 이물질이 들어오니까요. 섹스를 잘 모르는 남성들은 처녀의 질이 쫄깃쫄깃하고 좁은 질이라고 표현하는데 그건 섹스를 몰라서 하는 말이고 그게 바로 죽은 섹스입니다. 긴장된 질에 페니스를 넣는 거죠.

[2단계] 두 번째 단계는 여자의 질이 이완되는 단계입니다. 대체로 여성들은 이때 쾌감을 느끼기 시작합니다. 그런데 질의 이완의 중요성을 모르고 하게 되는 게 바로 '이쁜이수술'입니다. 질을 인위적으로 좁혀놓는 것이 죽은 섹스로 돌아가는 것임을 모르는 거죠. 하지만 진정한 살아있는 섹스를 하려면 질이 이완되어 있어야 합니다.

[3단계] 세 번째 단계는 팽창의 단계입니다. 대개 여성들은 출산시 자연분만을 하는 과정에서 질이 팽창하는데 그때부터 질이 제 역할을 하기 시작해요. 골반 전체가 팽창하고 이완하면서 질 내부와 골반 감각까지 깨어나죠. 그 다음에 수축과 이완을 하기 시작해요. 이때 질 입구를 막아주기 위해 클리토리스를 자극해야 합니다. 그래야 여성이 계속 쾌감에 빠질 수 있습니다.

[4단계] 팽창의 단계를 남자가 관리해주면 그때부터 질이 수축과 이완을 반복합니다. 이때 반드시 필요한 게 케겔운동이에요. 수축과 이완의 반복, 그리고 지속적인 케겔운동을 통해 이때부터 명기가 될 수 있습니다.

## 접이불루가 쾌감을 극대화시킨다

동양에서 말하는 섹스는 오르가슴이 목표가 아닙니다. 고조기에 계속 머물게 하는 것이죠. 고조기에 머물기 위해서는 여성의 경우 애태우기, 남성의 경우 접이불루가 핵심입니다.

접이불루에 대해 남성들이 오해를 합니다. 사정 직전에 억지로 참으면 전립선 쪽에 무리가 가지 않나 하죠. 케겔운동도 억지로 항문을 꽉꽉 조이면 되는 줄 알아요. 이건 잘못된 상식입니다. 부드럽게 조여주면 됩니다. 요가를 하는 남성들의 경우 항문을 조여도 전립선에 문제가 안 생기는 이유는 꾸준한 단련으로 오히려 전립선이 튼튼해지기 때문입니다. 부드럽게 조여야 진동을 만들어 낼 수 있는데 이러한 훈련들을 잘못 알고 있으니 억지로 조여야 한다고 오해를 하는 거죠.

성적감각을 깨우게 되면 감각이 예민해져요. 남자가 예민해지면 빨리 사정할거라고 생각하지만 그 반대입니다. 감각이 예민해져야 자신이 어느 선에서 사정을 조절할 수 있을지를 알게 돼요. 그런 과정에서 오르가슴을 만들어내고 쾌감을 확장시키는 거예요. 이것이 접이불루의 포인트입니다.

조루는 일종의 습관이고 조급증입니다. 대체로 조루인 남자들이 사실 바람을 잘 피우고 발기를 잘 해요. 사정하면 섹스는 끝이라는 착각을 합니다. 그런데 진정 섹스를 즐길줄 아는 사람들은 사정이 진정한 쾌감이 아니라는걸 압니다. 그래서 사정을 하지 않고 섹스를 하는 것입니다. 남녀가 서로의 감각을 계속 깨워주면 조루인 남자도 슈퍼맨이 될 수 있죠.

흔히 남자들이 자위할 때 야동을 보고 흥분을 하죠. 그런데 저는 야동 볼 시간 있으면 자신의 몸의 감각에 집중하라고 조언합니다. 감각에 집중하면서 사정할 것 같으면 멈추고 다시 자극을 줍니다. 이때 강한 자극보다는 부드러운 자극을 연습합니다. 손으로 어느 정도 하다가 조절이 된다 싶으면 오일을 이용해서 손을 여자의 질처럼 만드세요. 마사지를 해보는 거죠. 그럼 느낌이 한결 달라집니다. 평소 괄약근 강화 운동을 꾸준히 병행하고요. 하루 15분 정도 시간을 내서 아내나 섹스파트너에게 마사지를 부탁하세요. 제일 중요한 것은 편안한 마음상태여야 한다는 점입니다. 이렇게 연습하면 조루가 조금씩 개선됩니다. 조루는 어떤 여자를 만나느냐에 따라서도 달라지지만 파트너의 질의 성격을 알고 있으면 거기에 맞춰서 사정을 조절함으로써 개선시킬 수 있습니다.

# 쿤닐링구스 잘하는 남자가 돼라

여자가 자위를 하는 방법과 남자가 자위를 하는 방법이 다릅니다. 남자들은 발기하면 흔들면 되는데 여자는 그렇지 않아요. 여자는 느낌을 젖가슴에서 밑으로 끌고 내려와야 해요.

쾌감과 자극은 다릅니다. 쾌감은 정신의 문젠데, 남자는 자극 위주고 여자는 쾌감 위주죠. 자위할 때 여자는 성적 상상을 합니다. 좋은 느낌을 떠올리면서 그 느낌을 그대로 끌고 내려오면서 클리토리스를 만지죠. 이게 여자의 자위법입니다.

일부 성전문가들은 클리토리스를 발기시키는 데 포커스를 둬요. 그런데 흥분기에는 클리토리스가 발기하지만 고조기에 이르면 클리토리스가 평면처럼 쏙 들어갑니다. 바로 그때부터가 즐기는 거죠. 질액을 묻혀서 쏙 들어간 부분을 마사지하면 계속 퍼져나가요.

클리토리스가 고조기에 달했을 때는 남자가 이빨로 자극을 줘도 여자가 그걸 쾌감으로 느낍니다. 그런데 조급한 남자들은 그걸 즐기게 할 줄을 모릅니다. 무조건 여자의 클리토리스를 입으로 물고 혀로 깔짝대다가 여자가 느끼고 나면 내 차례다 이거죠. 하지만 이때부터 느긋하게 즐길 줄 알아야 합니다.

쿤닐링구스(입술이나 혀로 여성의 성기를 자극하는 성행위)를 할 때 처음에는 여성의 질액이 시큼해요. 여성의 질은 세균이 침투하면 방지하기 위해 산성이 되기 때문이죠. 그러다 흥분이 고조되면 알칼리성으로 바뀌어요. 알칼리성으로 바뀌면 시큼한 냄새도 없어집니다. 이때 남성이 질액을 혀에 묻혀서 클리토리스를 문지르면 여자의 쾌감이 극대화됩니다.

쾌감을 자꾸 높이는 게 아니라 퍼뜨리고 그 상태를 계속 유지시켜 주는 거죠. 여성 자신의 질액이야말로 최고의 러브주스죠. 이 과정을 이해하면 쿤닐링구스를 정말 잘할 수 있습니다.

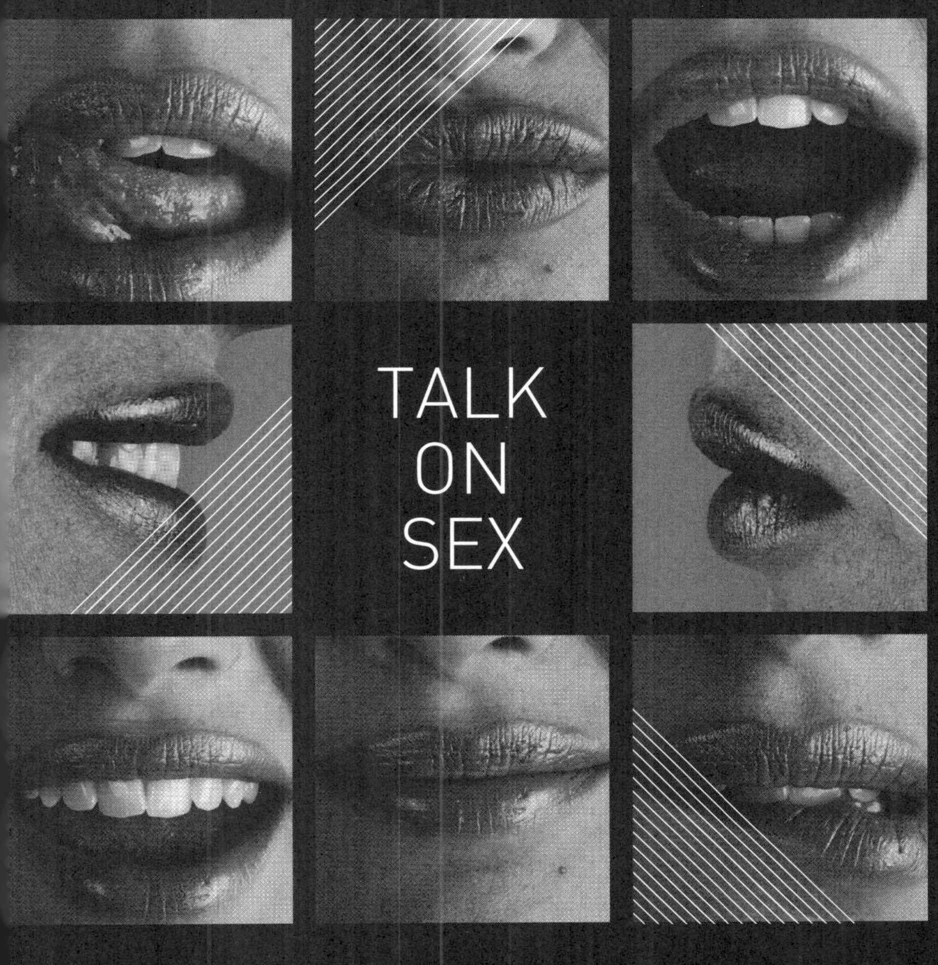
TALK
ON
SEX

# 여자들이
# 이야기하는

## 나의
## 첫경험



·
·

---

이 자리엔 20세부터 30세까지 여성 6명이 모였습니다. 하는 일도
나이도 다양한 여성분들이 나눌 오늘의 주제는 가장 고전적인 레
퍼토리라 할 수 있는 '첫경험'이에요. 친구들끼리 수다 떨 때, 혹은
술자리에서 안주 삼아 빠지지 않는 이야기 중 하나겠죠? 일도, 공
부도, 사랑도, 그리고 섹스 라이프도 한창 전성기를 꽃 피우고 있을
젊은 여성들은 어떠한 첫경험의 추억을 가지고 있을까요? 아름다
운 추억이었을까요? 아니면 지우고픈 기억? 나의 첫경험은 언제였
는지, 느낌은 어땠는지, 이야기를 나눠보도록 하죠.

# 요즘 여성들의
# 첫경험 연령은?

본인의 첫경험은 몇 살 때였는지부터 얘기해 볼까요?
우리 세대만 해도 사회가 좀 보수적이어서 보통 여성분들
은 아주 빨라야 고등학교 때, 대개는 20살 넘어서인
경우가 많았던 것 같은데, 요즘 세대는 어떤가요?

**이설(20세, 유학생)** 고등학교 때였어요. 고1 겨울방학, 크리스마스
이브였죠.

**예지(22세, 대학생)** 중3 때. 16살 때였어요.

첫경험이 16살에서 17살이라면,
지금의 40대 이상인 세대가 느끼기에는
엄청 빠르셨던 것 같은데요? 제가 너무 올드한가요?

**예지** 저희 세대 기준으로도 제가 좀 빠른 편이었죠.

**은수(24세, 직장인)** 저도 고1 때였는데 제 또래에서도 좀 이른 편이
에요.

**아영(26세, 직장인)** 전 21살 때였는데 두 분에 비하면 엄청 늦은 것
같네요?

**정은(27세, 대학원생)** 저는 딱 중간인 것 같네요. 첫 키스를 고3 때 사
귀던 오빠랑 했는데, 너무 좋아서 일주일 동안 넋이 나가 그 오빠

생각만 했을 정도였어요. 그분이 군대 갔다가 휴가 나왔을 때, 그리고 저는 수능 치르고 나서 첫경험을 했죠.

**수진(30세, 직장인)** 저도 20살 때, 고등학교 졸업하고 대학교 입학 직전이었어요. 친구들과 어울려 놀던 중 한 남자애를 알게 되고 사귀게 되었죠. 그러고 얼마 안 가서 그 남자친구네 집에서 부모님이 안 계신 날 첫경험을 가졌어요.


## 사랑하는 연인, 친한 친구…
## 누구랑 했을까?


상대는 비슷한 또래의 남자친구였나요?
혹은 정은씨처럼 아는 오빠? 제가 들은 바로는
여자분들은 대개 나이 많은 오빠들과 첫경험을 하는
경우가 많다고 하던데요?


**이설** 제 경우엔 남자분과 나이 차이가 좀 있었어요. 좋은 감정으로 지내던 학원 선생님이 있었어요. 20대 중반이셨는데 한 달 넘게 데이트를 계속 하고 있었죠. 제자와 선생과의 로맨스랄까. 서로 좋아하니까 상관없다고 생각했죠. 지금도 후회하지는 않아요.


어쨌든 연인 사이였다는 얘기죠?

권장할 만한 사항은 아니겠지만 그렇다고 지탄받아야 할 내용은 아닌 것 같죠? 그래서 어떻게 됐어요?

**이설** 제가 미국으로 유학 가기 전에 한국에서 학교에 다니고 있을 때였죠. 아까 얘기했던 것처럼 그 날은 크리스마스 이브여서 연인 사이였으니까 당연히 그날도 만나서 데이트를 했어요. 그런데 그 날 할 것 같은 느낌이 들었어요. 그냥 자연스럽게. 두려움이나 거부감도 없었어요. 처음엔 튕기는 척, 준비 안 된 척 하긴 했었는데 솔직히 말하면 마음의 준비는 다 하고 있었어요.

## 감동도 감흥도 없었다
## 여자들의 진짜 속마음

첫경험의 느낌은 어땠어요?

**이설** 좋았어요. 많은 여성분들이 아프다고 하시던데 저는 통증을 거의 못 느꼈어요. 출혈도 없었고. 지금 생각해 보면 그분이 저를 부드럽게 리드해줬던 것 같아요. 그래서 그 다음에도 거부감 없이 할 수 있었어요.

아무래도 그분이 이설씨보다 나이가 있어서

더 배려를 해줬을 수도 있겠군요. 다른 분들은 어떤가요?

**예지**  저는 당시 만나던 1살 많은 남자친구랑. 제 경우는 이설씨의 경우와 달리 준비가 되지 않은 상황에서 급하게 얼떨결에 했어요. 남자친구가 그날 술을 마시다가 되게 하고 싶어 하더라고요. 뿌리칠 수가 없었어요. 그 전에도 저는 성에 대해서 관심이 많았어요. 초등학교 때 제 방에 컴퓨터가 있었는데 어쩌다 보니 성인 동영상 같은 걸 많이 보게 됐어요. 그 후 남자친구가 생기고 나서 기회 될 때 한 번 경험을 해봐도 좋겠다는 생각을 했죠. 그런데 막상 첫경험은 생각보다 너무 빨리 끝났고 감동도 감흥도 없었어요.

감동도 감흥도 없었다니 왠지 안타까운데요?
통증 때문이었나요?

**예지**  전 그다지 아프지는 않았는데 되게 빨리 끝났어요. 좀 허무하기도 하고. 그때 제 느낌은 딱 이거였어요. '정말 별 거 없구나.'
**수진**  저는 되게 아팠어요. 삽입하기 전에 애무를 해줄 때는 기분이 좋았지만 들어올 땐 너무 아팠죠.

## 첫경험의 타이밍에 대한 의외의 진실, '얼떨결에'

감흥이 없다, 통증이 심했다는 말씀들이군요.
감흥이 없었던 이유 중 하나는 술김에 했기 때문일 수도
있는데 은수씨는 취중의 첫경험이었다고요?

**은수** 네. 저 같은 경우도 1살 연상의 남자친구였는데, 같이 술을 한 잔 하다가 하게 됐어요. 근데 둘 다 만취한 상태여서 딱히 첫경험 같지도 않았죠. 자고 일어났는데 좀 아픈 느낌이랄까? 첫경험이라기보다 '이건 뭔가?' 했어요.


준비가 안 된 상태에서 하신 거네요?
마음의 준비가 안 된 상태에서 얼떨결에 하게 됐나요?


**은수** 네. 서로 그냥 본능에 충실했다고 할까요?

**아영** 저도 준비된 상태에서 한 건 아니었어요. 당시 사귀던 사람이 있었는데 같이 여행을 갔었어요. 그때 술을 마신 것도 아니었는데 뭐랄까 약간의 에로틱한 무드? 분위기? 그런 것 때문에 얼떨결에 했죠. (웃음) 그렇다고 오늘 하겠구나, 꼭 해야지, 이런 마음의 준비는 안 했어요.

**정은** 저는 첫경험이 어떻게 진행되는지 사전지식은 있었어요. 그래서 모텔에 들어갔을 때는 오히려 차분해졌어요. 근데 상대방은 부들부들 떨더라고요. 어찌어찌 하게 됐는데 특별히 통증이 심하다거나 그런 것도 없었어요. 게다가 생리 중이었어요. 그런데 끝나

고 나서 상대방이 처음이냐고 묻는 거예요. 처음인 줄 충분히 알고 있었을 텐데도 굳이 그렇게 물어봐서 상처받았어요. 그 후에도 몇 번 더 하긴 했지만 별 느낌은 없었어요. 좋은 줄도 몰랐고요.

남자들은 첫경험에 대해서 집착이 좀 있죠.
그래서 여성분들에게 상처를 주기도 하고요.

**수진** 당시 제 남자친구는 집착까지는 아니었는데 제 출혈을 보고 되게 기분 좋아하더군요. 출혈량이 굉장히 많았거든요. 바로 시트를 걷어서 세탁기에 돌려야 했죠.


피임,
얼마나 준비할까?

그렇다면 첫경험 때 피임에 대해서는 의식을 하셨는지
궁금한데요. 대개 준비가 안 된 상태에서 하다 보면
피임을 해야 한다는 사실을 잊어버리게 되죠.
더구나 우리나라 남자들은 미리 준비를 안 하는 편이고요.

**수진** 피임까지 신경 쓸 수 있는 상황이 아니었어요. 동갑내기라 상대방도 미처 준비를 안 했고요.

**이설**  제 경우엔 상대방 남자분이 콘돔을 준비하셨어요. 아무래도 나이가 있다 보니 준비성이 있었던 것 같아요. 나중에는 피임약도 따로 사줬구요. 그 후 저도 지금까지 피임은 철저히 하는 편이에요. 혹시 모르니까.

**은수**  저는 못했어요. 해야 한다고 알고는 있었지만 그때 술에 너무 취한 상태라 자각도 못했어요. 만약 첫경험을 다시 하게 된다면 피임을 꼭 할 것 같아요.

**아영**  콘돔을 사용했어요. 전 불안해서 피임 꼭 해야 돼요.

**은수**  저도 지금은 남자친구랑 할 때 웬만하면 피임은 꼭 하는 편이에요. 배란일 계산할 때도 있고 콘돔 쓸 때도 있고요.

그렇군요. 그런데 배란주기 계산하는 피임법은 위험할 수도 있어요. 사람 몸이란 게 불규칙할 수도 있고요. 원치 않는 임신을 막기 위해선 콘돔이라든가 확실한 피임법을 쓰시는 게 좋겠죠.


## 진정한 첫경험은
## 내 몸과 마음이 준비되었을 때

첫경험이 어땠는지에 대해 각자의 경험을 나눠 보았는데요. 그렇다면 여러분에게 첫경험이란 어떤 의미인가요? 인생의 특별한 전환점? 잊을 수 없는 추억인가요?

**은수** 첫경험은 별로 의미가 없는 것 같아요. 인생의 전환점? 그런 생각도 별로 안 들어요. 저에겐 그다지 좋은 기억으로 남아 있지도 않고요. 다시 하게 된다면 일찍 하건 늦게 하건 자신이 원할 때 했으면 좋겠어요. 즉흥적으로 말고 정말 원할 때.

**예지** 첫경험 후 다음 섹스까지 기간이 좀 길었어요. 한 2년? 정말 좋아하는 사람하고, 이 사람과 뭔가를 더 공유하고 싶다고 느낄 때 하고 싶었죠. 오히려 첫경험은 그냥 스쳐 지나가는 느낌이었고, 그 다음 두 번째 경험, 그러니까 제가 원하는 게 뭔지 알았을 때 그때부터가 진짜 경험이었던 것 같아요.

**아영** 첫경험의 의미보다 몸 생각도 해야 해요. 피임은 반드시 해야 되고요. 제 경우엔 질외사정도 불완전하다는 걸 너무 잘 알고 있고 주변에서 들은 얘기도 많았어요. 그래서 항상 상대 남자분이 콘돔 사용하게 합니다. 자기 몸은 자기가 챙겨야 하니까요.

**이설** 미국으로 유학을 가면서 미국의 청소년 문화를 접하게 됐는데요, 미국 10대 애들이 첫 섹스를 하는 시기가 평균 14세 정도예요. 근데 그것도 천차만별이죠. 빨리 하기도 하지만 의외로 혼전순결을 지키려 하는 학생들도 꽤 있어요. 그러니까 언제 처음 하느냐는 그리 중요하지 않은 것 같아요. 어떻게 하느냐가 문제죠.

**정은** 평소 늘 주의를 해야 하고, 자기 소신이 제일 중요해요. 내가 정말 원할 때, 하고 싶을 때 후회 없이 하는 게 중요한 것 같아요.

**수진** 첫경험은 서로 어느 정도 교감이 있는 사람과 했으면 좋겠어요. 처음 할 때 여자들은 대부분 통증이 있기 때문에 가장 기분이 좋은 상태에서 이루어져야 해요. 그리고 사랑하는 사람과 시작했으면 좋겠습니다. 제 주위에도 마음의 준비 없이 우연찮게 하는 친구들도 있고, 서른이 되도록 첫경험이 없는 애들도 있거든요. 클럽, 나이트를 많이 가는데도 마음이 안 열려서 못하는 친구들도 있고요. 첫경험이 기분 좋게 이뤄져야 섹스가 평생 좋은 기억으로 남을 테니까요.

여성들의 다양한 첫경험 이야기 잘 들어보았습니다. 의외로 마음의 준비가 되지 않은 상태에서 얼떨결에, 혹은 취중에 경험하게 되는 경우도 적지 않네요. 여성분들에게 첫경험은 잊지 못할 추억이기도 하지만 또 의외로 아무 감흥 없이 스쳐 지나가버린 희미한 기억에 불과한지도 모르겠습니다.

언제 하는지가 중요한 게 아니라 자신의 마음이 준비되었을 때, 그리고 진정 원할 때 하는 것이 진정한 의미의 첫경험인 것 같네요.

# 사이즈가

# 문제라고?



-
-

남자들이 갖고 있는 가장 큰 고민이라면 바로 자신의 페니스 사이즈에 대한 고민이 아닐까요? 그런데 많은 남녀 출연자들에게 물어본 결과 페니스 사이즈에 있어서 남자들의 생각과 여자들의 생각이 꼭 같은 건 아니더군요. 남자들의 흔한 콤플렉스와 달리 '반드시 커야 하는 건 아니다.'라는 게 여성들의 생각인 것 같습니다. 이에 대한 여성들의 솔직한 생각을 모아봤습니다.

## 만족감이 페니스 크기 때문은 아니다

여자는 남자의 페니스 사이즈 자체로 인한 만족보다는 전희와 애
무로 인한 만족감이 더 중요해요. 아주 작지 않은 이상은 별로 신경
안 써요.

(20세, 대학생)

## 너무 길면 아파요

솔직히 큰 게 좋지만 너무 길면 싫어요. 자궁경부를 건드려서 아프니
까요. 차라리 짧고 굵은 게 좋죠. 굵으면 들어올 때 느낌이 다르니까.

(37세, 직장인)

## 페니스 큰 남자보단 애무 잘하는 남자가 굿

아주 큰 남자와 해본 적이 있는데 방광 쪽을 너무 자극해서 자꾸
화장실만 가고 싶더라구요. 그래서 너무 큰 건 별로예요. 너무 작지
만 않으면 돼요. 사실 섹스를 잘하는 남자는 페니스가 큰 남자가 아
니라 애무를 잘하는 남자, 경험치 높은 남자죠.

(32세, 학원강사)

## 나랑 사이즈 맞는 남자

작은 것보다는 큰 게 좋아요. 삽입을 했을 때 느낌이 있어야 하니까
요. 단, 너무 큰 것보다는 크기가 나랑 맞는 게 더 중요해요.

(28세, 직장인)

## 페니스 크기에 집착하는 건 여자보다 남자들 자신이다

작다는 게 어느 정도인지 잘 모르겠어요. 솔직히 페니스 크기에 집
착하는 건 여자가 아니라 남자라고 생각하거든요. 여자의 오르가
슴을 페니스 크기 때문이라고 생각하는 남자들이 많은데 그렇지
않아요. 결국 속궁합은 둘이 맞아야 하는 거지 무조건 크다고 좋은
건 아닌 듯해요. 굳이 고르라면 길고 가는 것보다 짧아도 굵은 페니
스가 나을 것 같긴 해요.

(30세, 자유직)

## 작은 것보다 더 짜증나는 건 못하는 거

좀 컸으면 좋겠어요. 아주 작은 남자를 만난 적이 있거든요. 키도
크고 덩치도 있는 남자였는데 발기하고 나서도 여자 손가락만 해

서 깜짝 놀랐어요. 더 가관인 건 계속해서 "좋아? 아파?" 물어보는 거예요. 입이라도 다물고 있지. 게다가 자나 깨나 어디서나 섹스 얘기만 해서 너무 짜증났어요.

(25세, 직장인)


## 그래도 너무 작으면 곤란해요

크기가 중요하죠. 발기했을 때 여자 검지만큼 가늘고 작은 남자와는 절대 하고 싶지 않아요. 전 남친이 그랬거든요. 삽입을 해도 저는 안 느껴지고 자기 혼자만 느껴서 저는 연기를 해야 했죠. 하고 나도 한 것 같지도 않고. 결국 금방 헤어졌어요.

(30세, 직장인)


## 미안하다, 들어온 줄 몰랐다…

원나잇으로 만난 남자가 페니스 사이즈가 너무 작았어요. 자기 혼자 열심히 애무하고 열심히 삽입을 했는데 느낌이 아예 없었어요. 혼자 움직이더니 금방 끝내고 코 골고 자더군요. 어찌나 열 받던지.

(23세, 대학생)

## '길이무관 굵기상관'

8자로 표현해보면 '길이무관 굵기상관'입니다. 너무 길면 닿아서 아프니까 길이는 중요하지 않아요. 그리고 너무 길면 오럴 해줄 때 불편하고 역겹거든요. 좀 짧더라도 굵고 단단한 페니스가 더 나아요.

(35세, 직장인)

## 크기의 기준은 상대적이고 심리적인 것

크다, 작다의 기준은 상대적인 거라고 생각해요. 평균사이즈인데도 불구하고 난 부족하다는 생각을 하는 남자들이 많아요. 그건 심리적인 문제 같아요. 성감대를 발전시키고 오르가슴을 느끼는 건 꼭 길이나 굵기의 문제가 아니니까요.

(38세, 주부)

[그 남자의 속사정]
## "너무 커도 힘들어요"

제 페니스는 발기했을 때 20센티미터 정도 됩니다. 전 제 게 큰 건 줄 몰랐어요. 그런데 섹스를 할 때마다 상대 여성들이 하나같이 아프다는 말을 해요. 그동안 관계를 맺었던 모든 여성들이 전부 다요.
그래서 섹스하면서 미친 듯이 좋았던 기억이 한 번도 없어요.
남자들은 크면 무조건 좋은 줄 알죠. 하지만 크다고 좋은 건 절대
아닙니다. 친구들과 목욕탕이나 사우나 갈 때도 불편해 죽겠어요.
다들 깜짝 놀라면서 이렇게 큰 줄 몰랐다고 해요. 마치 공공의 적을
쳐다보듯 적대적인 눈빛이 되죠. 그러면서 "수술해서 너보다 커질
거다!"라는 둥 괜히 씩씩거려요. 그러니 저도 스트레스 받을 수밖
에요.
너무 커도 힘들답니다. 페니스 사이즈가 크다고 성생활 만족도가
커지는 건 절대 아닌 거죠.

(닉네임 '대물', 28세, 미혼남, 직장인)

# 남자들,
# 이것만은 좀…

## 섹스할 때
## 싫은 남자
## best10

여자들이 싫어하는 남자 유형에는 어떤 게 있을까요? 페니스가 작은 남자? 빨리 끝나는 남자? 실제로 여성 출연자들의 의견을 들어본 결과 남자들이 예상하는 것보다 훨씬 다양한 이유가 있다는 걸 알았습니다. 즐거운 섹스를 위해서는 남성들도 여성의 속마음을 제대로 읽을 필요가 있겠죠?

## "좋아? 만족해?" 자꾸 물어보는 남자

관계시 "나 어때? 만족해? 아파? 좋아?" 이런 거 계속 물어보는 남자들, 제일 짜증나요. 꼭 대답을 들어야 속이 시원한가요? 안 좋으면 어쩌려고.


## 삽입만 하려고 하는 남자

연애 초반부터 너무 섹스만 밝히는데 그렇다고 섹스를 잘 하는 것도 아니고, 발기도 잘 안 되고, 발기가 잘 안 된 상태에서 삽입부터 하려고 하는 남자친구가 있었어요. 너무 짜증나서 이별을 고할 수밖에 없었죠.


## 애무의 기술을 모르는 남자

근거 없는 자신감만 있는 남자들이 있어요. 자기 페니스가 큰 줄 알고, 자기가 오래 하는 줄 알고, 섹스를 잘하는 줄 알아요. 애무를 한다면서 그냥 혀만 갖다 대고 침만 묻히면 되는 줄 알아요. 옷 벗고 들이대기만 하면 여자가 좋아할 거라고 생각하는 거 같아요. 여자 반응도 좀 살펴가면서 했으면 좋겠어요.

## 다짜고짜 오럴부터 요구하는 남자

애무도 잘 해주지 않고 상대방 생각은 해주지도 않으면서 무작정 오럴부터 해달라고 자기 페니스를 내 얼굴에 갖다 대는 남자들, 기가 막히죠. 섹스는 같이 좋으려고 하는 것 아닌가요?

## 자기관리 안 하는 남자

자기 관리를 너무 안 하는 남자와는 섹스하고 싶은 생각이 안 들어요. 우락부락한 근육질일 필요는 없지만 허연 배가 지나치게 출렁거리는 남자를 보면 성욕이 싹 사라지죠. 그건 게으르게 살고 있다는 뜻이니까요.

## 페이스조절 할 줄 모르는 남자

섹스는 리듬이에요. 천천히 할 땐 천천히 하고 강하게 할 땐 강하게 하는 페이스조절이 중요하죠. 여자의 액션을 잘 읽었으면 좋겠어요. 처음엔 여자 몸이 달아오를 때까지 천천히 하다가 강하게 할 땐 저돌적으로 하는 게 좋아요. 그런데 상대방이 좋은지 싫은지 상관없이 페이스조절도 안 하고 자기 혼자 일방적으로 끝내는 남자를 보면 야속하죠.

## 자꾸 체위를 바꾸는 남자

남자들은 여러 가지 체위로 바꾸기만 하면 좋은 줄 알아요. 근데 그건 남자 생각이죠. 내가 좋을 만하면 저 혼자 위치 바꾸고, 오르가슴 좀 느낄 것 같은데 갑자기 쑥 빼서 "앉아 봐.", "뒤돌아 봐." 하면 슬슬 짜증나기 시작하죠. 섹스를 포르노에서만 배웠나요?

## 싫다는데 들이대는 남자

외국 유학하면서 동서양 다양한 국적의 남녀 친구들의 문화를 접할 수 있었는데요, 외국 남자들은 여자가 싫다고 하면 '알겠다'고 하고 바로 안 해요. 싫다는 의사표현을 하면 더 이상 들이대지 않죠. 반면 한국에서는 여자의 거절 표현을 '튕기는 것'이라고 보고 싫다는데도 계속 들이대잖아요. 여자들도 의사표시를 명확히 해야겠지만 남자들도 여자의 의사를 존중해줬으면 좋겠어요.

## 안 씻고 하는 남자

청결을 신경 쓰지 않으면 제일 먼저 직격탄을 맞는 게 여자 몸이에요. 제가 모 종합병원 간호사로 근무하는데 젊은 여성이나 신혼인 여성들이 굉장히 많이 입원하는 케이스 중 하나가 급성신우염과 방광염이에요. 섹스 전에 씻지 않고 했을 때, 특히 남성이 소변을 본 후 씻지 않은 상태에서 삽입을 하게 되면 여성의 요도 쪽으로 세균이 그대로 침투합니다. 남자가 여자의 몸을 터치하기 때문에 남자 손의 청결도 반드시 신경 써야 해요. 그런데 젊은 분들은 청결에 대한 개념이 별로 없는 경우가 많아요. 어린 친구들이 많이 찾는 DVD방도 온갖 세균의 온상이기 때문에 성관계시 감염 위험이 커요. 씻을 상황이 안 되는 곳에서 하게 되더라도 그 상황에 맞게 최대한 조심하는 게 좋겠죠.


## 끝나자마자 샤워하러 가는 남자

자기 혼자 사정하자마자 금방 일어나서 씻으러 가는 남자를 보면 나를 뭘로 생각했나 싶죠. 그럴 때는 불쾌하고 슬프기까지 해요. 하고 나서 둘만의 여운을 즐길 줄 아는 배려심이 있었으면 좋겠어요.

# 섹스는

## 보이지 않는
## 다리다

이번에 모신 출연자는 대학원에서 성심리학을 공부하고 있는 B양 (29세)입니다. 성심리학은 인간의 성행동이 발현되기까지의 의식을 연구하는 학문이라고 하는데요, B양은 100세 시대가 된 요즘 인간이 평균 40세가 되면 생산으로서의 성이 끝나지만 남은 60년을 어떻게 하면 더 즐겁게 살 수 있을까 고민하다가 성심리학 공부를 하게 됐다고 합니다.

성에 대해 진지하게 공부하고 있을 뿐만 아니라 실제로도 건강한 성생활을 누리고 있는 B양과 함께 이 시대 여성이 생각하는 성에 대한 허심탄회한 의견을 들어보겠습니다.

여성들에게 꼭 물어보고 싶은 질문 중 하나가
'남자의 섹시함은 어디서 오나?'인데요.
남자들은 대부분 여자의 외모에서 섹시함을 많이
느끼잖아요. 그런데 여자들은 좀 다른 것 같아요.
B양은 어떤 남자가 좋은가요?

**B양** 흔히 남자들은 여자들이 보디빌더 같은 근육질 남성만 좋아
할 거라고 생각하죠. 그런데 꼭 그런 것만은 아니에요. 개인적으로
저는 근육질 남자가 싫거든요. 우락부락 불끈불끈한 남자, 만졌는
데 몸이 딱딱한 남자는 왠지 인간적이지 않아요. 오히려 근육질보
다 가수 싸이처럼 동글동글한 몸매의 남자를 보면 귀여워요. 싸이
는 비주얼보다 행동과 말과 분위기가 참 섹시하다는 느낌이 나죠.

## 나만의 취향,
## 근육질보다 곰돌이 스타일이 좋아

둥글둥글한 남자를 좋아하신다니
조금 독특한 취향을 갖고 계시군요.
그럼 개인적으로 선호하는 섹스 방법이 있다면?

**B양** 사정하기 직전에 정상체위를 해서 그 상태에서 사정이 되어야

해요. 파트너를 볼 수 있다는 것, 그리고 아랫배가 눌려지는 밀착감
이 좋아서 저는 꼭 요구해요. 마지막에는 그렇게 해달라고.

여성의 섹스 만족도를 좌우하는 건 뭘까요?

**B양**  보통 남자들이 흔히 착각하는 것 중 하나가 무조건 오래 하거
나 다양한 체위를 하면 섹스를 잘한다고 생각한다는 점이죠. 그런
데 섹스 만족도는 꼭 시간이나 체위 때문만은 아니에요. 남자가 잘
해도 여자 컨디션이 그날따라 안 좋아서 못 느낄 수도 있어요. 그런
경우는 꼭 남자의 문제만은 아니죠. 일도 바쁘고 피곤하고 짜증나
는데 상대방 속도 모르고 일방적으로 하자고 하면 짜증이 나겠죠.
결국 쌍방향 소통 문제가 아닐까요?

## 여자들의 오르가슴 연기,
## 오버하는 것도 문제다

섹스시 만족하지 못했을 때 여자들은
오르가슴을 연기하는 경우가 많다면서요?

**B양**  연기하는 여자들이 실제로 많죠. 그런데 남자를 너무 무안하
게 하는 것도 안 되겠지만 너무 오버해서 연기하는 것도 문제인 것

같아요. 남자가 조루고 너무 못해서 여자가 만족을 전혀 못했는데 남자가 상처 받을까봐 계속 만족한 척하면 그 남자는 자기가 잘한다고 생각할 것 아니에요. 그런데 둘이 헤어지고 남자가 다른 여자를 만났다면 그때 비로소 남자가 깨닫게 될 거예요. '전 여자친구가 연기를 했던 거구나.' 하고. 그러면 배신감을 느낄 수도 있을 것 같아요. 그건 결국 새로운 여자에게도 안 좋다고 생각해요. 남자가 못하면 대화하고 개발시켜서 보내줘야죠. 결국 세 명 모두에게 안 좋은 거잖아요.

개인적으로 가장 기억에 남는 섹스가 있었다면?

**B양** 동물원 주차장에서 폐장시간에 차 안에서 했던 카섹스요. 살짝 어두워졌을 때 차가 듬성듬성 있는 주차장에서 했죠. 원래 카섹스를 그리 좋아하진 않았어요. 불편하기도 하고 청결 문제도 있고 누가 볼까 봐 불안하기도 하고요. 그런데 그날은 어린 시절 추억이 있던 동물원이어서였는지 기분이 묘하고 짜릿했어요.

그렇다면 최악의 섹스는 어땠어요?

**B양** 혼자 서두르다가 먼저 사정을 하는 바람에 더 이상 발기가 안 되던 남자가 있었어요. 그때는 몰랐는데 나중에 알고 보니 애무하는 과정에서 사정을 한 거예요. 애무도 서툴렀고요. 발기는 더 이상

안 되는 상황이 되자 그만 나가고 싶었죠. 고깃집에 갔다가 고기는 나오지도 않았는데 계산하고 나와야 하는 기분이랄까? 짜증나고 후회됐어요.


## 섹스는 창의적인 응용이고
## 소통이다

섹스에 관해 남자들에게 꼭 하고 싶은 말이 있다면?

**B양** 사람은 누구나 스트레스 대처 방식이 다르잖아요. 헬스장 가서 달리기를 하는 사람도 있고 근처 공원을 산책하는 사람도 있고요. 스트레스 푸는 방법도 매번 다르고요. 섹스도 마찬가지예요. 느긋한 섹스가 좋을 때도 있고 폭풍 같은 섹스가 좋을 때도 있어요. 오래 하면 좋을 거라고 생각하는 남자들이 많지만 때로는 짧은 섹스가 더 임팩트가 있을 수도 있거든요? 예를 들어 아침에 하고 싶은데 길게 하는 건 싫을 수 있잖아요? 그럴 때 아내의 요구에 따라 삽입 위주로 짧고 강하게 느낌만 짜릿하게 주고 끝내면 부부의 하루가 행복할 수 있어요. 그래서 섹스도 매번 색깔과 느낌이 달라야 한다고 생각해요.

흔히 전희와 애무가 중요하다고 하잖아요. 그런데 애무도 응용을 잘 할 줄 알아야 돼요. 여자의 클리토리스를 자극하라고 하니까 무조건 자극만 하는데, 여자 입장에서는 클리토리스를 자극하면 부풀어 올랐다가 다시 숨잖아요? 근데 남자는 그것도 모르고 계속 자극만 하는 거예요. 여자는 이제 쾌감이 아니라 고통스러워하기 시작하는 시점인데 그걸 모르는 거죠. 여자는 남자가 무안해할까 봐 짜증을 내지도 못하고 사실상 아픈 걸 참고 있는 건데 남자는 '아직 안 좋은가 보다' 하고 계속 하죠. 악순환인거죠.

여자도 의사표현을 해줘야 해요. 난 이게 좋다, 싫다 표현을 해야 돼요. 그래서 둘만 이해할 수 있는 사인을 개발하는 것도 좋은 것 같아요. 좋거나 싫을 때 팔을 꽉 잡거나 엉덩이를 꽉 잡거나 하는 둘만의 언어요.


## '내 남자는 나만 바라볼 것'이라는
## 환상을 버리자

**바람이나 외도, 혼외정사에 대해서는 어떻게 생각해요?**

**B양** 육체관계 자체는 외도라고 생각하지 않아요. 마음이 가야 외도죠. 여자들은 보통 이런 생각을 해요. 내 남친은 바람을 안 피울 것이다, 내 남편은 절대 안 그럴 것이다. 그런데 아무리 믿었던 남자라도 외도든 성매매든 얼마든지 해프닝이 일어날 수 있어요. 현실적으로 얼마든지 일어날 수 있는 일이라고 생각해야지 '내 남자

는 절대 아닐 것'이라고 생각하면 충격이 크겠죠. 외도를 허용하느냐고 물어본다면 전 허용한다는 쪽이죠. 사실 결혼제도 자체를 딜레마라고 생각해요. 사람이 죽을 때까지 한 명의 파트너와 살아야 한다는 것에 대해 의구심이 들기도 하구요.

## '나에게 섹스란 무엇인가?'를 정의한다면?

**B양** 섹스는 놀이이고 보이지 않는 다리라고 생각해요. 인간이 2개의 다리로 걸어다니잖아요. 그런데 다리가 하나 더 있으면 삶이 더 안정적으로 이뤄지겠죠. 두발자전거보단 세발자전거가 더 안정적인 것처럼. 그래서 저는 섹스를 보이지 않는 다리, 삶을 더 잘 지탱해줄 수 있는 다리, 에너지를 줄 수 있는 다리라고 생각해요. 그리고 놀이는 즐거워야 하잖아요. 게임도 어느 한 명만 잘하면 즐겁지 않듯이. 섹스도 잘 맞는 파트너와 즐겁게 하는 놀이라고 생각하고 그렇게 되려고 노력해야 한다고 생각해요.

'섹스는 보이지 않는 제3의 다리다'라는 이야기, 인상적이네요. 서로 의사소통을 해야 하고 응용을 해야 한다는 의견부터 결혼제도에 대한 현실적인 의식까지, 이 시대를 사는 한 여성의 솔직한 생각을 들을 수 있어서 반가웠습니다.

# 좀 놀아본
# 30대 언니의



## 섹스키워드3

·

·

이 자리에 모신 여성은 35세 골드미스 아오이님입니다. 아오이님은 20대에는 오르가슴을 경험하지 못했다가 30대가 되어 비로소 오르가슴을 경험하고 행복한 성생활을 누리고 있다고 하는데요, 20대 여성의 섹스와 30대 여성의 섹스는 어떻게 다를까요? 아오이님이 이야기하는 3가지 섹스 키워드를 들어봤습니다.

30대의 섹스키워드1
:진정성

20대 때 첫사랑과 4년을 연애하다 헤어졌어요. 헤어지고 나서 한참을 힘들어했는데 그걸 해소하는 방법 중 하나가 원나잇스탠드였죠. 그래서 원나잇을 많이 했어요. 하지만 남자와 섹스를 하고 나면 금세 그 남자가 지겨워지고 싫증이 나곤 했어요.

저는 소위 예쁜 스타일도 아니고 클럽에서 춤을 잘 추는 것도 아니었어요. 소위 말해 남자들에게 첫 눈에 인기 있는 스타일은 아니었던 거죠. 그런데 여럿이 모인 모임에서 이야기를 나누다 보면 제 말투나 화술에 매력을 느끼는 분들이 있었죠. 그런 과정에서 저한테 추파를 던지는 시선을 느끼게 되고, 저를 쳐다보는 상대방이 마음에 들면 제가 적극적으로 요구한 적이 많아요. 둘이 나가자고. 남자들은 제 외모보다는 그런 쿨한 태도에 자극을 받곤 했던 것 같아요. 결국 20대의 섹스는 본능, 그리고 새로운 것에 대한 호기심이나 다름없었어요. 그러다 보니 이 방법이 재미없으면 다른 방법을 시도하고, 이 파트너가 싫증나면 다른 파트너를 찾게 되었죠. 싫증이 나면 이 사람은 재미없다고 단정 짓고 관계를 끝내곤 했어요.

하지만 30대가 되니 그런 것들이 무의미해졌어요. 30대의 섹스 키워드는 '교감'과 '진정성'이라고 생각하는데요. 20대 때 아무리 놀아보고 많이 만나 봐도 진정성이 없으면 인간관계가 무미건조해지잖아요. 그러다 보니 언제부턴가 진정성 있는 섹스를 원하게 되었죠.

## 30대의 섹스키워드2
## :교감

20대 때는 섹스 자체가 호기심일 뿐이었지만 30대가 되니까 섹스를 즐겁게 하기 위해선 뭐가 필요한지에 대해 생각하고 고민하게 되었어요. 많은 고민과 경험을 하고 났더니 상대방과의 교감이 필요하다는 걸 알게 되었죠.

예전에 모 연예인 섹스비디오를 본 적이 있었는데 너무 충격을 받았어요. 아무런 감정 없이 기계적으로 행위를 하는 게 보여서 화가 나더라구요. 그걸 보고 생각했어요. 아, 여자는 사랑을 받아야 하는 거구나. 그때부터 섹스에 대한 사고방식이 바뀌었어요. 상대방에게 사랑을 받고 싶다는 생각을 하게 된 거죠.

음식에도 좋은 음식이 있고 인스턴트 음식이 있잖아요. 인스턴트는 쉽게 먹을 수 있지만 건강에는 안 좋죠. 마찬가지로 섹스도 원나잇처럼 교감 없는 섹스는 쉽게 할 수 있을지는 모르지만 정신건강에는 안 좋아요. 섹스도 웰빙이 필요한 거죠.

그래서 30대가 되면서는 웰빙으로서의 섹스가 하고 싶어졌어요. 진짜 인간적인 사랑을 나눌 수 있는 사람과 만나고 싶어졌어요. 원나잇도 관심 없어지고요. 기계적인 섹스, 호기심으로 끝나는 섹스는 더 이상 흥미가 없어졌어요.

# 30대의 섹스키워드3
## :오르가슴

20대 때 저는 오르가슴을 거의 못 느끼고 살았어요. 첫사랑과 연애할 때도 4년 동안 두어 번 경험한 게 전부였어요. 대개 여자들은 삽입섹스보다 오히려 클리토리스 자위를 하면서 오르가슴에 도달하는 경우가 많다고 해요. 그런데 저 같은 경우는 자위도 거의 안 해봤어요. 그래서 오르가슴의 세계를 더더욱 몰랐죠.

그런데 30대가 되어 지금의 애인을 만나면서 처음으로 오르가슴을 느끼게 됐어요. 저는 사실 남자로부터 오럴섹스를 받는 것도 되게 힘들어 했었거든요. 어차피 못 느꼈기 때문이죠. 남자가 오럴을 해주는 게 좋았던 적이 없었어요. 그래서 제가 남자에게 오럴을 해주면서 그 반응을 보고 즐기는 게 다였죠. 오르가슴이 아니라 감정적인 만족감만 느낀 거죠.

그런데 지금 만나고 있는 남자친구가 어떻게 보면 저랑 비슷했어요. 저를 만나기 전까지는 삽입의 즐거움이 별로 없었대요. 그냥 상대방이 느끼는 모습을 보고 좋아했었다는 거죠. 그래서인지 처음 섹스를 할 때 저를 애무해 주는 데 치중을 많이 하더라구요.

저는 이렇게까지 애무에 공을 들이는 남자를 만난 게 사실은 처음이었어요. 배려를 많이 해주는 편이고 제가 느끼게끔 애를 많이 써줬어요. 남자가 애무를 많이 해주다보니까 저는 점점 섹스가 즐거워지고 감각이 살아났어요. 느끼게 된 거죠.

제가 느끼게 되다 보니 상대방도 점차 삽입의 즐거움을 느끼게 됐다고 하더라구요. 서로 궁합이 잘 맞은 거죠. 이 친구를 통해 저는 섹스할 때의 오르가슴에 눈을 떴어요. 그건 20대 때는 한 번도 경험하지 못한 새로운 세계였죠. 지금은 할 때마다 오르가슴을 느끼고 있어요.

제가 20대 때 그랬던 것처럼 오르가슴을 별로 경험하지 못하고 사는 여자들이 의외로 많아요. 특히 20대 때는 그게 뭔지 모르는 여자들이 많죠. 막연히 좋은 느낌이 오르가슴인 줄 알고 착각하고 사는 여자들도 많고요. 여자들은 원래 오르가슴에 도달하는 것 자체가 어렵고, 오르가슴을 느낄 수 있는 섹스파트너를 만나는 것이 쉽지 않아요.

여자들의 오르가슴은 어찌 보면 경험과 성숙을 통해서 얻어지는 것 같아요. 그래서 저는 자신 있게 말할 수 있습니다. 어설픈 20대의 섹스보다 성숙한 30대의 섹스가 더 즐겁다고.

# 섹스칼럼 쓰는
# '바람직한 여자'
# 현정씨의

# "섹스는
# 답을 찾아가는
# 과정이다"

이 자리에 모신 여성은 인터넷 블로그에서 닉네임 '생각보다 바람직한 현정씨'로 활동해온 섹스칼럼니스트이자 섹스 에세이 〈사랑만큼 서툴고 어려운〉의 저자 현정씨입니다. 섹스칼럼리스트이자 이 시대를 사는 젊은 여성의 섹스에 대한 생각은 어떤지 궁금한데요, 현정씨와 함께 여성의 성에 대해 이야기를 나눠보도록 하죠.

*우선 닉네임이 '바람직한'이 아니라*
*'생각보다 바람직한'인 이유가 있나요?*

**현정** 닉네임은 친구가 지어준 거예요. 제가 쓰는 글이 도발적인 내용이 많기 때문에 오해를 살 때가 있어요. 섹스칼럼을 쓴다고 해서 사생활이 문란한 건 아니거든요. 제 고민을 듣고 그 친구가 위로를 해주면서 했던 말이 "다른 사람들이 보는 것과 달리 너는 생각보다 바람직한 아이야."였어요. 그 말이 위로가 되더라구요. 그래서 거기서 닉네임을 따오게 됐죠.

## '섹스 앤 더 시티'의
## 캐리가 롤모델

*섹스칼럼을 쓰게 된 계기가 궁금한데요?*

**현정** 처음부터 섹스칼럼을 쓴 건 아니었어요. 연애를 하게 되면 그때그때 겪게 되는 감정을 글로 적는 걸 좋아했죠. 글을 쓰게 되면 아무래도 반성도 되고 상처받은 일에 대해 자기치유도 되더라구요. 그러던 어느 날 '섹스 앤 더 시티'라는 유명한 미국드라마를 접하게 됐는데 거기 나오는 주인공이 섹스칼럼 쓰는 캐리 브래드쇼잖아요. 그 캐릭터를 동경했어요. 캐리 같은 칼럼니스트가 되고 싶어서

저의 연애담이나 생각들을 쓰기 시작했고 꽤 많은 분들이 공감을
해주시고 좋아해주셨어요. 그 무렵 아는 동생이 〈아레나〉라는 잡지
사에 있었는데 제 글을 그 잡지사에서 마음에 들어 하셨고 덕분에
제 글을 싣게 되면서 칼럼니스트로 일을 시작하게 되었죠.

*그렇다면 개인의 경험을 칼럼으로 쓰시는 건가요?*

**현정**  제가 경험했던 걸 그대로 쓰지는 않구요. 상대방의 프라이버
시를 생각해서 제가 겪은 과거의 경험 중에 이제는 해봐도 좋겠다
싶은 것을 약간의 픽션을 보태서 쓰기도 하고 친구들의 이야기에
서 소재를 얻기도 하죠.
경험만으로 글을 쓰는 건 한계가 있어요. 글을 쓰게 만드는 요소는
결핍이라고 생각하거든요. 섹스칼럼은 섹스를 잘해서 쓰는 게 아
니라 더 알아가고자 답을 찾기 위해 노력하는 자세로 쓰고 있어요.


## 섹스칼럼 쓰는
## 여자는 시집도 못 간다?

*섹스칼럼 쓰는 여자라고 하면*
*주변의 편견이 많을 것 같은데요?*

**현정** 흔히 이런 말을 하죠. "쟤는 시집은 다 갔네."라고. 근데 그런 반응들은 이해가 안 가요. 왜 그런 말을 들어야 하는지 모르겠어요. 저는 그냥 좀 더 좋은 인간관계, 좀 더 행복한 성생활을 위해 어떻게 하는 게 좋을까를 고민하고 성찰하는 과정에서 글을 쓰거든요. 파울로 코엘료의 소설 〈연금술사〉에 보면 "온 힘을 다해서 간절히 원하면 우주가 나를 도와준다."라는 구절이 나와요. 저는 정말로 이 일이 하고 싶었고, 진짜 우주의 힘을 받은 것처럼 지금 제가 원하는 일을 하고 있으니까 오히려 잃은 것보다 얻은 게 많죠.

*그러면 현정씨가 생각하는 최고의 섹스와*
*최악의 섹스는 어떤 겁니까?*

**현정** 섹스 자체에서 오는 게 아니라 결국엔 섹스를 하는 분위기에서 오는 것 같아요. 관계가 좋을 땐 어떻게 해도 좋잖아요. 그러면 서로의 섹스 판타지를 실현시키기 위해서 진심으로 노력을 하잖아요. 그렇게 하는 섹스는 언제나 즐거운 것 같아요.
반면 눈치가 없는 사람, 급하게 섹스만 하고 끝내려는 사람과의 섹스는 어떻게 해도 최악이죠. 제 생각에는 남자들이 포르노만으로 섹스를 배우고 섹스를 오해해서 그런 게 아닐까 해요. 사실 여성들이 섹스에서 원하는 건 포르노와는 많이 다르거든요.

# 일부일처제는
# 인간에게 맞지 않는 제도다

미혼여성으로서 결혼제도나
외도에 대해서는 어떻게 생각하세요?

**현정**  일부일처제가 인간에게 맞는 제도라고 생각하지 않아요. 그래서 바람을 피우는 것에 대해서도 절대 안 된다고는 생각하지 않아요. 각자 사정에 따라서 바람을 피울 수밖에 없는 상황이 있을 수 있어요. 남녀가 만나다 보면 익숙함에 대한 새로운 자극들이 필요해요. 서로에게 식상해진 커플들에게는 위기가 오는데 그럴 때 어떻게 현명하게 넘기느냐가 문제죠. 그런데 사실 새로운 이성을 만난다 해도 결국 그 사람과도 익숙해지잖아요. 그때마다 또 새로운 모험을 할 것인지 지금의 관계를 지속시키기 위해 노력할 것인지는 개인의 선택 문제예요. 문제는 마음도 없이 그냥 몸이 가는대로 움직였다가는 결국 자신도 상대방도, 그리고 다른 사람한테도 상처를 주는 어리석은 일이 되죠.

성에 대해 칼럼을 쓰는 사람으로서
우리나라 성문화의 문제점을 지적한다면?

**현정**  글 쓰는 일뿐만 아니라 강의도 종종 해왔는데요, 어린 친구들

에게 성에 대한 강의를 하고 보니 요즘 10대, 20대들이 성교육을
제대로 못 받고 있다는 생각이 들더라구요. 제가 어렸을 때 했던 고
민들을 여전히 요즘 친구들도 하고 있어요. 그리고 젊은 남성들이
갖고 있는 성에 대한 이중성도 문제라고 생각해요. 사회는 변화했
는데 아직도 남성들은 구세대 방식으로 여자를 바라보죠. 결국 교
육의 문제라고 봐요. 올바른 성을 배울 기회가 없었으니까요.

'생각보다 바람직한'이라는 닉네임처럼 '생각보다 진솔하고 따뜻
한' 이야기를 들을 수 있어서 즐거웠습니다. 앞으로도 좋은 글 기대
하겠습니다.

# 전문 왁서가
# 들려주는

## '브라질리언 왁싱'
## Q&A

요즘 젊은 여성들 사이에 새로운 트렌드로 부상하고 있는 것이 브라질리언 왁싱입니다. 외국에서는 여성들이 왁싱을 하는 경우가 많은데 아직 우리나라에서는 낯선 개념인데요. 브라질리언 왁싱 전문숍에서 왁싱을 담당하고 있는 10년 경력의 베테랑 왁서 마리 님으로부터 왁싱의 모든 것에 대해 조언을 들어봤습니다.

Q 브라질리안 왁싱이란 무엇이고 어디에서 유래되었나?

A '음모 제모'를 뜻한다. 음부의 털을 제거하거나 디자인하는 것이다. 브라질이라는 이름이 붙은 이유는 브라질 출신의 7자매가 뉴욕에 가서 미국의 뷰티 트렌드로 널리 퍼뜨렸기 때문이다. 남미 브라질 여성들은 몸매도 글래머러스하고 엉덩이가 큰 경우가 많은데, 이들이 짧은 팬티나 비키니를 주로 착용하다 보니 음모를 제거하는 방법들이 고안되었다. 그래서 브라질에서 뉴욕으로 온 여성들이 매장을 오픈해 뷰티 메뉴로 자리 잡았다.

Q 브라질리언 왁싱의 장점이 있다면?

A 위생 면에서의 만족도가 크다. 여성들의 경우 분비물이 항상 있고, 생리 등으로 인해 음부가 습해진 상태에서 곰팡이성 질염 등의 질환들이 자주 발생하는데 왁싱을 통해 많이 개선된다.
성감 증진 효과도 있다. 브라질리언 왁싱은 단순히 윗부분의 털을 제거하는 게 아니라 외음부까지 모든 털을 제거하는 거다. 그러면 부드러운 피부가 드러나는데 성관계에서 피스톤 운동시 마찰로 인한 성감도가 증진되는 효과가 크다. 손에 닿는 느낌도 아기피부 같아 촉감이 좋다.
또 요즘 여성들은 바지 밑단도 짧고 여름철 비키니나 언더웨어도 패션의 일부로 생각하므로 왁싱이 패션의 완성도에도 기여한다.

Q 우리나라 사람들은 왁싱에 대해 편견이 있지 않은지?

A 우리나라에서 왁싱을 알고 있는 사람은 10% 내외에 불과하다. 왁싱에 대해 안 좋게 생각하는 사람들이 많은데, 털 없는 여자랑 하면 재수 없다고 생각하는 남성들도 있고, 찜질방이나 목욕탕에서 왁싱한 여성을 보면 직업여성이라고 오해하기도 한다. 요즘에는 인식이 바뀌고 있지만 나이 드신 분들은 편견이 있다. 그래서 처음 방문하는 손님들과는 대화를 충분히 한다.

Q 왁싱의 과정이 궁금하다.

A 우선 숍에 방문하면 신체사항에 대해 체크한다. 털만 제거하는 게 아니라 뿌리까지 뽑아야 하기 때문에 피부타입 체크는 기본이다. 피부에 맞는 왁스를 선택해서 케어에 들어간다. 왁스의 종류가 30여 가지라서 아토피 피부인지 건조한 피부인지 여러가지를 고려한다. 피부타입 체크를 하고 나면 제거해야 할 부위에 왁스를 바르고 그 왁스를 빼서 털을 제거한다.

Q 아프지 않나?

A 처음엔 아프지만 아파서 못 받으시는 분들은 없었다. 왁싱을 하고 나면 아기피부처럼 매끈해지는데 케어 마지막 단계에서 진정

제품을 충분히 발라드린다. 바로 일상생활이 가능하고 2~3일 정도 기계태닝이나 자외선만 피하면 된다. 그리고 주기적으로 하게 되면 시술할 때의 아픔은 줄어든다.

Q  디자인도 여러 가지가 있던데?

A  디자이너 왁싱을 하면 종류는 무궁무진하다. 올누드, 다이아몬드, 일자형, 썬더, 이니셜, 하트 등등 여러가지 디자인을 할 수 있다. 다만 개개인의 털의 범위에 따라 달라진다. 꾸준히 왁싱을 받으시는 분들은 특정일에 연인과의 이벤트로 하기도 한다.

Q  미성년자도 가능한가?

A  저희 숍은 미성년자는 안 된다. 법적으로는 아직 왁싱에 대한 규정사항이 없고 미성년자에게 왁싱하면 안 된다는 법령은 없지만 도의적으로 하지 않는다.
미국에서는 부모 동의 하에 가능하다. 아예 16세만 되면 부모들이 딸들을 데리고 가 브라질리언 왁싱을 시킬 정도로 문화로 정착했다.

Q  왁싱하러 갈 때 준비사항이 있나?

A  그냥 청결한 상태로 오시면 된다. 그리고 아플까봐 긴장하시는

데 긴장하지 않으셔도 된다.

Q  남자보단 여자가 더 아플 것 같은데?

A  남자가 더 아프다. 남자는 털이 더 두껍고 모근이 강하다. 통증은 털의 굵기가 아니라 모근의 깊이에 따라 결정된다. 털이 얇아도 모근의 깊이가 깊으면 아플 수 있다.

Q  왁싱 과정 중에 발기하는 남성도 있나?

A  대체적으로 그렇다. 탈의하고 누워서 준비하는 동안 그럴 수도 있고 또 소독을 하는데 터치를 하게 되니 그런 경우가 좀 있다. 그러나 털을 제거하기 위해 케어에 들어가면 다 가라앉는다. 남자 입장에선 부끄럽거나 미안한 마음이 들 수 있지만 관리사들이 그렇게 느끼시지 않도록 배려해 드린다.

Q  왁싱 후 손님들의 반응은?

A  재방문율이 60~70%가 넘을 정도로 만족도가 높은 편이다.

Q  왁싱 후 불편한 점은 없나?

A 여성들의 경우 앉아서 소변을 볼 때 갑자기 소변이 앞으로 튀어
나오는 경우가 있다. 그 외에는 반응이 좋은 편이다.


Q 왁싱 외의 제모방법인 레이저시술,
　쉐이빙과 비교한다면?


A 왁싱의 최대 단점은 아프다는 점이다. 그리고 영구제모가 아니
라는 점.

반면 레이저시술의 경우 영구제모가 가능하다는 점이 장점이다.
레이저시술은 검은색 모근을 하나씩 찾아서 지지는 거다. 그러기
위해서는 외음부 쪽의 피부가 하얗고 털이 진하고 굵어야 잘 되는
데 한국여성의 경우 외음부 색소침착이 많아서 레이저효과가 떨어
진다. 그리고 피부가 흡수하는 레이저 양이 많아질수록 효과는 떨
어지고 통증은 심해진다. 다만 비키니 라인이나 겨드랑이의 경우
레이저시술이 편한 면이 있다. 그리고 레이저시술은 피부과 병원
에서만 가능한 의료행위다.

쉐이빙(면도)은 한국여성들이 제일 많이 하는 제모 방법이다. 개인
이 손쉽게 할 수 있고 통증도 없는 게 장점이다. 그러나 피부표면에
나와 있는 단면만 제거하는 거라서 2~3일 간격으로 꾸준히 해야
한다. 그러다 보니 털도 거칠어지고 색소침착이 된다. 깨끗하게 되
지 않아 외관상 좋지 않다는 것도 단점이다. 쉐이빙을 많이 한 여성
중에 겨드랑이가 시커먼 경우는 부작용이 난 거다.

Q  외국과 한국의 왁싱에 대한 인식 차이는 어떤가?

A  미국에서 왁싱은 에티켓이자 문화다. 우리나라에서 겨드랑이 제
모가 안 된 상태에서 민소매 옷을 입고 팔을 들 수 없는 것처럼 미
국에서는 제모 되지 않은 상태에서는 팬티를 벗을 수 없다.
일본은 미국만큼 정착된 것은 아니어도 음모를 정리하고 가꿔야
한다는 인식은 있다. 그래서 쉐이빙 전문 숍이 많다.

Q  전화 문의시 이상한 질문을 하는 분들도
   있다고 들었는데?

A  남성분들이 왁싱에 대해 궁금한 점을 묻다가 약간 폰팅으로 분
위기를 이끌어 가는 분들이 있다. 처음에는 가격이나 과정에 대해
묻다가 "발기가 되면 어떡하죠? 사정하고 해도 되나요?" 하는 식으
로 노골적인 질문을 던지기도 한다.

Q  여자친구나 아내가 왁싱을 하고 나면
   남자들의 반응이 어떤가?

A  비포 애프터의 반응이 다르다. 처음에 남자친구나 남편한테 왁
싱하러 간다고 하면 "돈이 남아 도냐? 그런 데 돈을 쓰냐?"는 반응
이 많다고 한다. 그런데 케어를 받고 남자친구나 남편과 관계를 하

고 난 여성들이 재방문해서 이런 말씀을 하신다. "용돈을 줄일 테니 틈틈이 받고 와라."라는 식으로 태도가 바뀌더라고. 여자가 왁싱했을 때 남자들의 만족도가 높다는 거다.

## Q   신체적으로 지저분한 손님도 있다고 들었다.

A   아무래도 왁싱이라는 게 성기와 항문까지 다 관리하는 것인데, 항문 관리에 들어갈 때 웃지못할 사건들이 종종 있다. 항문에 참외씨가 끼어 있는 분들도 있고, 휴지를 끼고 온 분들도 있었다. 그래서 소독제품을 듬뿍 바른다. 이왕이면 숍에 오실 때 화장실에서 비데 한 번 해주고 오시면 좋겠다는 바램이 있다.

남성 손님 중에 성병, 즉 애완충(사면발이)을 갖고 오신 분이 있었다. 애완충을 제거하려면 털을 제거해야 하는데 쉐이빙을 하느니 왁싱을 하겠다고 온 분이었다. 물론 관리사들이 친절하게 케어해드리고 숍 방역도 철저히 했다. 사실 이런 것은 손님들의 매너 문제이기도 한데, 상담시 자신의 상황을 솔직히 말씀해주시면 저희 쪽에서 기구도 미리 1회용으로 세팅해드릴 수 있다. 그런데 부끄러워서 말씀을 미리 안 해주시는 분들이 있다.

# ‘대한 여성 오르가슴 찾기 운동본부’ 대장 ‘팍시’ 이연희



대한민국의 여성 성담론 전문가 하면 이 분을 빼놓을 수 없죠. 10년 넘는 세월 동안 굉장히 파격적인 이벤트와 활동을 통해 사회적 이슈를 몰고 오셨죠. ‘대한 여성 오르가슴 찾기 운동본부’의 대장 ‘팍시’ 이연희님을 모시고 요즘의 근황과 그동안의 활동에 대해 들어보겠습니다.

*‘팍시러브’라는 닉네임으로 커뮤니티 활동을*
*시작하신 게 2000년도였죠? 어떻게 시작하시게 됐나요?*

**이연희** 2000년 무렵은 우리나라에서 인터넷이 막 활발해지기 시작하던 시기였어요. 그때 성 관련 콘텐츠의 커뮤니티 사이트가 생겼다가 폐쇄가 되면서 ‘딴지일보’에서 크게 이슈로 다뤘어요. 당시 저는 컴맹에 가까웠는데 딴지일보의 팬이었죠. 그래서 딴지일보를 통해서 성 관련 커뮤니티들을 접하게 됐어요.

그때 어느 커뮤니티 게시판에 한 남자분이 자기가 3000명의 여자와 잤다는 글을 올렸어요. 자칭 '선수'라는 사람이 다른 남자들에게 여자 따 먹는 법, 작업하는 법, 섹스 테크닉 같은 걸 조언해주는 글을 많이 올렸죠. 그런데 여자 입장에서 볼 때 이건 아니다, 싶은 내용이 많아서 제가 직접 글을 쓰기 시작하고 거기서 작은 팬 층이 형성이 되어서 다음에 카페를 만들었죠. 근데 그게 음란카페로 지정되면서 강제 폐쇄가 됐어요. 폐쇄를 당하니까 욱하는 마음이 들더라구요. 그래서 사이트를 만들어보자 해서 만든 게 '팍시러브'예요. '팍시'는 '여우 같다'는 뜻이죠. 사랑도 여우같이 하자는 뜻에서 팍시러브라는 닉네임으로 활동하고 사이트 이름도 그렇게 만들었어요.

## '팍시러브'라는 닉네임으로 커뮤니티 활동을 시작하신 게 2000년도였죠? 어떻게 시작하시게 됐나요?

**이연희** 2002년 9월에 오픈했죠. 그때 팍시러브 회원들의 활동이 활발했고 소규모 동호회도 있었어요. 오프라인 모임을 원하는 회원분들이 많아서 회원을 위한 선술집을 만들자는 아이디어로 만들었는데, 회원들이 스스로 주주가 되어 공간을 조그맣게 만들어보자 해서 걷은 돈이 200만 원이었어요.

그때 지금 남편이 된 남자친구를 만나서 가게를 열자고 했어요. 돈이 투자가 되니까 비즈니스적인 컨셉을 잡자고 고민하다가 표방한 게 '음란 바'였어요. 음란한 얘기들을 모여서 할 수 있는 곳. 음란 바라고 표방을 하니까 처음엔 가벼운 음담패설로 시작했지만 점점 진지한 성담론의 장소가 되었죠.

그 후 2003년에 남편과 결혼을 하고 나서 음란 바 지스팟을 어떻게 하면 재밌게 만들 수 있을까를 고민하다가 유니폼을 비키니로 바꿨어요. 남자 직원도 멜빵 달린 쫄팬티를 입었죠. 비키니 바의 모태처럼 돼서 처음에는 입소문도 많이 났어요. 그런데 그만큼 어려운 점도 많았죠. 경찰관도 왔다 갔다 하고 검찰도 출입하고.

## 2000년대 여성 성담론의 핫이슈를 주도하다

### 그때 재미있는 이벤트를 많이 열었다고요?

**이연희** 예를 들어 '터치미나우'라는 파티를 열었어요. 여자 손님이 남자 손님의 몸을 만질 수 있는 파티예요. 카페식이 아니라 오픈된 공간이어서 춤추고 재밌게 노는 분위기였는데, 보통 클럽 같은 데 가면 남자가 먼저 여자한테 접근하잖아요. 저희는 그때 남자는 절대 여자한테 접촉을 못하게 하고 여자만 맘에 드는 남자한테 들이댈 수 있게 파티를 진행했죠. 호응이 당연히 좋았죠. 여자에게 면죄부를 주는 거니까. 사람은 누구나 섹시하고 야하게 놀고 싶은 욕구가 있잖아요. 그런데 그럴 수 있는 공간이 사실 없거든요. 그걸 할 수 있는 곳이었으니까 평범한 여성들의 숨겨진 끼가 발산이 된 거죠.

### '좆털모으기 운동'이나 '유방전시회'는 어떤 거였나요?

**이연희** 저희 회원 중에 취미로 남자들 털을 모으는 분이 있었어요. 모근이 붙어있는 좆털을 모아서 스크랩해놓으신 걸 봤는데 털 모양들이 다 다르더라고요. 그 무렵에 공교롭게도 성인동영상 찍는 분을 만났는데 우리나라 야동 심의 기준이 여자들 음모가 나오지 않게 하는 거라는 얘기를 들었어요. 털을 다 미는 '공사'를 해야 한다고. 그 얘길 듣고 '과연 털이 음란한가?' 하는 질문을 던지게 됐죠. 털은 음란하지 않다는 메시지를 전하기 위해 이 메시지에 동참하는 남자분들 300명 정도의 털들을 모았어요. 지스팟을 오픈하면서 그 전시회를 했죠. 다들 너무 재밌어 하면서 음란함의 기준이 무엇인가에 대해 토론이 일어났죠.

'유방전시회'는 여자들을 위한 이벤트였는데요, 브래지어를 오래 하고 있으면 건강에도 안 좋고 답답하잖아요? 그래서 브래지어를 벗자는 취지의 이벤트였어요. 지스팟에 오시는 여성분들이 자발적으로 브래지어를 벗어주고 가세요. 입고 왔던 브라라는 걸 인증하기 위해서 얼굴은 안 나오게 상체 사진을 찍고 사진에 등장한 브래지어를 벗어서 벽면에 걸었죠. 브래지어를 벗자는 메시지, 우리의 유방을 편하게 해주자는 취지의 이벤트였죠.

섹스워크숍도 자주 열었는데 주로 여성들을 대상으로 했어요. 편하게 자신의 첫경험 이야기, 마스터베이션 이야기, 친한 사람들과도 못했던 이야기를 나누는 워크숍도 했었고, 유방암 전문의나 산부인과 전문의를 초빙해서 여성의 건강에 대한 이야기도 나눴구요. 또 여성들은 성인용품을 숍에 혼자 가서 보는 게 쉽지 않잖아요? 그래서 성인용품을 전시하고 직접 만져보고 사용법을 알려주는 워크숍도 했구요. 이런 활동들을 2006년까지 활발하게 했어요.

## 오르가슴을 아는 건
## 나를 잘 아는 것

*그러다 활동이 뜸해진 이유가 있었나요?*

**이연희** 지치기도 했고 슬럼프가 왔던 거 같아요. '내가 이걸 왜 해야 하나' 싶은. 제가 하는 일이 창피하진 않았지만 부모님이나 친척들에게 민망하기도 했고, 그러다 보니 회의도 들었어요. 큰 뜻을 가지고 계획해서 한 일이 아니라 어떻게 하다 보니 일이 커진 거라서 이게 진정 내 길일까 하는 고민이 많았어요. 사람들의 편견도 힘들었죠. 제가 아주 기가 센 페미니스트일 것이라는 오해를 많이 받았죠. 알고 보면 오히려 사생활에 있어서는 굉장히 보수적인 편이에요.

*지금 '대한 여성 오르가슴 운동본부'를 표방하시잖아요.*
*오르가슴이란 뭘까요?*

**이연희** '오르가슴을 경험해 보고 싶어요'라고 인터넷이나 여성잡지 상담코너에 글을 올리면 예전에는 '결혼해서 애 둘 낳아보면 자연히 알게 될 것' 같은 애매한 답변들이 많았어요. 그런데 그게 너무 답답했던 게, 그럼 애 둘 낳기 전까지는 오르가슴이 뭔지도 모르면서 섹스를 하라는 거잖아요. 예전에는 결혼하고 나서도 그냥 남자한테 대주는 식으로 사시는 분들이 많았고 즐거움에 대해 생각하는 것 자체에 죄책감을 갖는 분들이 많았죠. 하지만 기왕 섹스를 할 거면 오르가슴을 반드시 얻고 즐겨야 한다는 게 제 생각이에요.

오르가슴은 남자가 가져다주는 게 아니라고 생각해요. 본인이 마음을 열고 어떻게 해야 하는지 알아야 돼요. 오르가슴이 어떤 식으로 오는지 깨닫고 상대방과의 대화를 통해 나의 성감대나 취향을 알리면 성적으로 풍요로워지고 즐거워지겠죠?

오르가슴의 취지는 2가지예요. 나 자신을 잘 알자, 그리고 상대에게 나를 잘 알리자. 오르가슴을 얻고자 노력하는 게 부끄럽다는 생각을 타파해야 해요. 특히 중년 여성들 중에 남편과 사이가 안 좋은 분들은 자식에게 집착하고 쇼핑에 집착하는데 여자로서 자신을 잃어버렸다 생각하면 그런 식으로 푸는 분들이 많거든요. 그래서 섹스가 중요하고 섹스를 잘하고 재밌게 하기 위해 오르가슴이 아주 중요하죠.

### 성담론을 다루는 일을 10년 넘게 하셨잖아요. 그동안 우리나라의 성담론 변화에 대해선 어떻게 생각하세요?

**이연희** 아직도 우리나라는 폐쇄적이고 극단적이죠. 아주 위선적이거나 아주 도덕적이거나 둘 중 하나예요. 성을 다룰 때도 너무 가르치려 하거나 너무 막 나가거나로 양분되죠. 예전에 구성애 선생님의 성교육이 파격적이라는 반응을 얻었잖아요. 그런데 사실은 아주 기초적인 내용들이고 외국에서는 초등학교에서 배울 만한 내용인데 그게 공중파에 나오면 파격적인 게 돼요. 청소년들의 성교육 수준도 너무 낮고, 정보도 극단적이고, 콘돔 사용법도 안 가르쳐 주면서 포르노는 또 맘껏 보고 있죠. 밤 문화는 전 세계 어디에서도 빠지지 않을 수준이고, 미디어도 아주 왜곡되어 있죠. 아직도 성담론이 없는 거나 마찬가지예요. 그래서 성담론도 더욱 활발하게 이뤄져야 하고 성교육도 발전해야 한다고 생각해요.

# 탄트라 명상가
## '샥띠'의
## "섹스는 삶의 에너지다"



만족스러운 성생활을 안내해드리는 섹스 탄트라 명상가 '샥띠'님은 40대 여성이자 두 아이를 키우고 있는 싱글맘입니다. 다음카페 '아름다운 성과 사랑의 명상'을 운영하고 있는 샥띠님은 섹스와 명상을 접목한 탄트라 명상 전문가인데요, 일반인들에게는 다소 낯설게 들리는 탄트라 명상이란 무엇인지 물어보았습니다.

**섹스 탄트라 명상이란 무엇인가요?
입문하게 된 계기는요?**

**샥띠** 처음 계기는 요가를 하면서였어요. 허리가 안 좋아서 요가를 시작했는데, 어느 날 요가를 하고 있는 도중에 멀티오르가슴의 느낌이 온 거예요. 요가라는 게 인도에서 유래한 수련인데 몸과 마음의 건강을 통해서 즐거운 인생을 살아갈 수 있게 해주는 방법이잖아요. 그런데 요가를 하다가 오르가슴의 느낌을 경험하니 너무나 놀랍고 신기했죠.

그래서 자료를 찾아보다 탄트라 명상에 대한 것을 알게 되었고 그중에서 프랑스의 저명한 섹스 탄트라 마스터 '마르고 아난드'라는 사람이 쓴 〈섹슈얼 엑스터시〉라는 책을 접하게 됐어요. 그 책과 함께 성도인술에 대한 책들을 섭렵해 보았더니 저에게 일어났던 일들이 나와 있더라구요.

지식들을 접하고 나니 세상에 이것만큼 좋은 일이 어디 있나 했죠. 이걸 못 느끼는 사람은 너무 불행해보이더군요. 이런 내용들을 많은 사람들에게 전파하고 싶어서 카페 운영도 하고, 소수지만 수련생들을 모아 수련을 진행했어요. 그랬더니 "이게 정말 되네요? 우와!" 하는 반응들을 공유하게 됐죠.

### 얼핏 듣기에는 좀 어렵게 느껴지는데요, 탄트라 명상의 장점은 무엇인가요?

**샥띠** 섹스 탄트라를 알게 되면 몸의 감각이 깨어나 성적인 만족감이 높아지고 여성들의 경우 멀티오르가슴과 그보다 더 높은 차원의 성 에너지까지 체험할 수 있어요. 또한 섹스할 때 호흡법과 결합해서 하게 되면 남성의 사정을 조절할 수 있고 여성의 쾌감도 훨씬 더 높아지죠. 또한 몸의 감각이 깨어나면 성욕이 더욱 승화되면서 굳이 섹스나 자위를 통해서가 아니더라도 명상을 하면서 정신적인 쾌감이 충족되는 부분이 있어요.

## 그렇다면 탄트라 명상을
## 알기 전의 성생활은 어떠셨나요?

**샥띠** 저는 지극히 평범한 삶을 살았고 첫경험이나 성생활에 있어서는 시행착오가 많았어요. 첫경험은 24살 때쯤이었는데, 좋아하는 선배와 우연히 하게 됐지만 좋은 추억이 되지 못했죠. 그때만 해도 아무것도 모를 때라 남자와 섹스하면 당연히 그 사람과 결혼할 거라는 아주 순진한 생각을 하고 있었죠. 그때는 가치관이나 내 행동에 대해 혼란스러웠고 그때그때 충동적으로 움직이는 때였죠.

그런데 첫경험을 하고 나자 세상 모든 여자들은 다 섹스를 해봤을 거라는 생각이 갑자기 들었어요. 그 이전까지는 모든 여성들이 순결을 간직할거라 생각했는데, 섹스를 한 번 하고 나니까 세상이 그렇게 달라지는 거 있죠.

## 굉장히 혼란스러운 20대를 보내셨군요.
## 그 후 결혼과 이혼을 겪으셨다고요?

**샥띠** 32살에 결혼을 했으니 그때는 남들보다 늦은 편이었어요. 그런데 결혼생활 하는 내내 섹스가 좋은 줄 모르고 살았어요. 남편의 성욕을 받아주는 성적도구 같은 느낌이었죠. 그러다 보니 남편과의 갈등이 심화되었는데, 제 안에서 심리적으로 해소하는 통로가 자위였어요. 그렇게 30대를 보내다가 30대 후반쯤 되니 인터넷 정보가 많아지면서 여러 가지 검색을 통해 자위 방법을 배웠어요.

남편과는 갈등을 계속 겪다가 39살에 이혼했는데 40대가 되면서 자위를 통해 섹스라는 게 즐겁고 행복하고 좋은 거구나 하는 걸 처음 알았어요. 섹스에 대해 눈을 뜬 거죠. 만약에 우리 부부가 성생활이 원만했다면 이혼에 대해서 남편도 나도 다른 선택을 할 수도 있지 않았을까 라고 지금은 생각하죠.

## 자위의 어떤 점이 섹스보다 좋던가요?

**샥띠** 자위가 섹스보다 더 좋다는 건 아니에요. 상대가 있는 섹스와 혼자 하는 자위는 각각 독특함이 있으면서도 상호 보완하는 측면이 있죠. 자위의 특별함은 상대를 배려하거나 상대를 읽어서 하나의 춤으로 완성해야 하는 부분이 없어요. 온전히 나 자신에게만 집중하죠. 나의 감각, 나의 느낌, 나의 흥분, 내 몸의 살아남… 모든 것의 중심이 '나'에게 집중되어요. 저는 자위를 '자기사랑 탄트라'라고 합니다. 다르게는 '자기사랑 의식'이라고도 하죠. 자위를 통해 우리는 정말 있는 그대로의 나의 욕구를 만나고 허용하고 무장해제합니다. 그 이득은 나에 대한 깊은 사랑이 샘솟는 거예요. 섹스에 대한 흔들림 없는 긍정이 일어나죠.

나의 몸에 대해 훨씬 더 민감하게 깨어있게 되고 더 잘 알게 됩니다. 어디가 성감대인지, 어떤 자극이 나를 더 흥분시키는지, 내가 어느 정도의 흥분의 파도를 타고 있는지…. 이 모든 것들에 능숙해지면 파트너와 조율하기도 훨씬 쉽고 편해지죠.

## 이혼 후 지금은
## 새로운 애인이 생기셨다고요?

**삭띠** 애인이란 표현보다는 연인이란 표현을 더 좋아하는데요. 연인이라는 표현 속으로 들어가면 왠지 두 사람이 격정적으로 휘몰아치는 크나큰 몸의 욕망을 하나로 녹여내고 오롯이 그와 나만 남는 상태 속에 머무는 것 같은 느낌이 있어요. 이런 말이 어떨지 모르겠는데, 최근 혼외관계를 맺는 사람들이 파트너에게 '애인'이라는 말을 사용하는 것 같더라구요. 그들이 주고받는 말 속에는 온전한 두 사람만의 공간이랄까, 어떤 영역이랄까, 두 사람이 몸으로 만나 그 욕망을 통해 깊이 더 깊이 하나로 녹아드는 느낌보다 "나 애인 있어!"라고 은근슬쩍 자랑하는 것 같은 심리적 결핍이 느껴져요.

몸으로 만나는 사랑이 정말 하나의 점에서 일치될 때, 그 느낌은 굉장히 깊은 영혼의 울림이 있어요. 타인에게 자랑하거나 드러낼 필요도 없는 심연 깊은 곳과 연결되는 느낌이 있죠. 그 연결감은 자신에 대한 사랑을 일깨우고, 삶에 대해 고요하고 편안한 시선으로 대할 수 있는 태도의 변화를 일으킵니다. 저는 그런 관계를 섹스를 통해서 경험할 수 있는 특별한 한 사람으로서 '연인'이라는 칭호를 줍니다. 사전적인 의미로는 어떻게 구분이 되는지 모호하긴 하지만 개인적으로 연인이란 표현이 더 설레어요.

섹스의 내재된 힘은 어마어마할 정도로 위력적입니다. 그래서 다른 의미부여 전혀 없이 '섹스'자체만으로도 큰 의미를 부여하는데, 섹스의 진정한 힘이나 섹스가 우리를 통해 경험되는 그 지극한 순간들은 사라져버리고 단순히 '섹스파트너'라는 의미로만 이해되는 것이 안타까워요.

**대한민국 부부 중에는 과거의 샥띠 님 같은
결혼생활을 겪는 분들도 많은 것 같죠?**

**샥띠** 실제로 많은 분들을 상담하다 보면 제가 겪은 일들을 많은 분들이 똑같이 겪고 있는 걸 알 수 있었어요. 부부지만 하숙생이라는 둥, 남보다 못한 사이라는 둥 하잖아요. 저도 경험해봐서 잘 알죠. 섹스에 대해 진작 제대로 알았더라면 결혼생활의 질도 달라졌을 거라 생각해요. 그래서 섹스의 위력적인 힘에 대해 많은 부부들에게 전파하고 싶습니다.

**섹스 담론에 대한
샥띠님의 지론이 있다면?**

**샥띠** 일단 성에 대해 개방적인 자세가 필요해요. 모르면 배우려고 하고 정보를 습득해야죠. 남성과 여성이 서로 모르는 부분이 많잖아요? 아직도 대부분의 여성들은 섹스에서 너무 수동적이고 남자에게 모든 걸 맡겨버리려고 하고요.

또 섹스라는 것이 절실한 문제가 아니라는 생각을 많이들 하죠. 생존의 문제는 아니라고 생각하니까요. 하지만 섹스야말로 삶을 충만하게 해주는 힘이에요. 충만한 섹스를 경험하는 이들이 삶을 어떻게 살아내는지, 그 힘을 많은 분들이 경험해보아야 해요. 그런 경험적인 토대가 형성이 되어야 성교육이 얼마나 중요한지 알아서 사회전체가 "섹스"에 대한 긍정적인 흐름으로 어려서부터 성교육도 제대로 시키고 각 학교에 성상담전문가들을 배치하기도 하고, 성교육기관들을 정부가 주도해서 끌고 갈 수도 있겠죠.

또한 성담론에 대한 리더십을 가진 사람들이 모여서 새로운 문화를 만들어 가면 개개인이 더 행복한 사회가 되지 않을까 생각합니다.

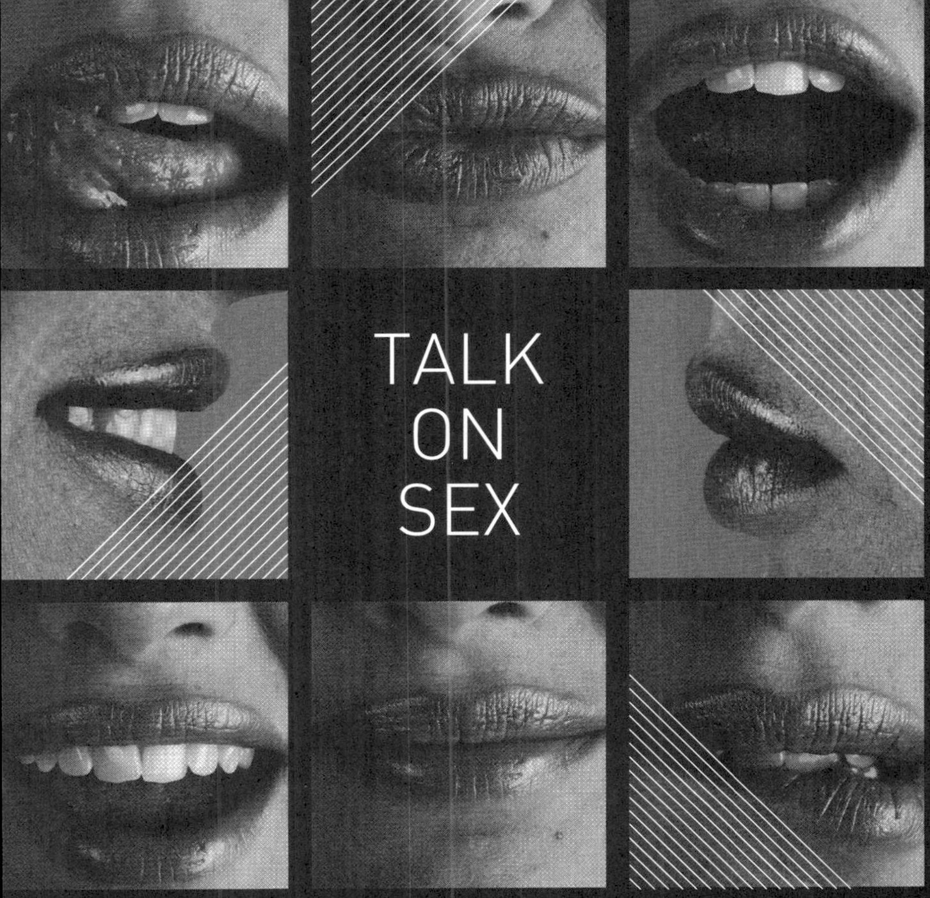
TALK
ON
SEX

# 어디서
# 하는 게

## 흥분되느냐고
## 묻거든

•
•

애인이나 부부관계에서 권태기가 오듯이 섹스도 매너리즘에 빠질 때가 있죠. 그럴 때 가끔은 색다른 장소에서 섹스를 해본다면 새로운 기쁨을 누릴 수 있는데요. 어둡고 인적 없는 뒷골목, 야밤의 대학교 강의실, 대학 기숙사, 공중화장실 등등 출연자들과 청취자들이 이야기한 이색 장소에서의 경험담은 그야말로 다채로웠습니다. 이런 걸 보면 섹스를 할 수 있고 없고는 장소의 문제는 아닌 것 같죠? 그중에서 가장 인상적인 경험담들을 모아봤습니다.

## 햇빛 환한
## 기차 객실에서의 섹스

기차에서 한다고 하면 보통 기차 화장실을 생각하잖아요. 그런데 제가 했던 곳은 화장실이 아니라 객실이었어요. 평일 낮에 기차여행을 하는 중이었죠. 무궁화호였는데 객실에 사람도 거의 없었어요. 유리창으로 햇빛이 환하게 드는 대낮이었고 창밖으로는 아름다운 풍경이 펼쳐지고 있었고요. 남친이랑 햇빛을 받고 바깥 풍경을 보면서 좌석에 앉은 채로 섹스를 했죠. 스릴도 있는데다 풍경이 예뻐서 지금도 굉장히 기억에 남아요.

(23세, 여, 대학생)


## 부모님 계신 집 방 안에서
## 입 틀어막고 했던

제일 스릴 있는 장소는 사실 집이 아닐까요? 부모님 안 계신 빈집이 아니라 옆방에 부모님 계시는 집이요. 집에 여자친구가 놀러왔는데, 꼭 그러려고 한 건 아닌데 한 방에 있다 보니 어느새 섹스를 하게 됐죠. 그런데 여친이 신음소리를 너무 크게 내는 거예요. 일단 시작했는데 끝을 안 볼 순 없고 입을 틀어막고 했죠. 다 끝나고 방 밖으로 나갔는데 부모님 얼굴 보기가 얼마나 민망하고 죄송하던지.

(22세, 남, 대학생)

## 백주대낮에 공원에서
## 비 맞으면 오럴섹스를

평소 야외에서 하는 것에 대한 판타지가 있었어요. 그러던 어느 날 비옷을 입고 남자친구랑 산책을 하고 있을 때였죠. 동네 공원이었는데 대낮이라 사람이 아무도 없는 거예요. 이때가 기회다 싶어서 남친을 설득했어요. 해보자고. 그래서 수풀 속 으슥한 곳에서 자리를 잡고 남자친구에게 오럴을 해줬죠. 빗소리를 들으며 하니 집중도 잘되고 기분도 짜릿했죠. 그런데 남친이 막 절정에 오르려는 찰나, 수풀 옆 오솔길에서 인기척이 나는 거예요. 고개를 들고 봤더니 바로 옆으로 할머니 여러 분이 지나가시고 있었어요. 저랑 남친이랑 그 자세로 굳어서 추스를 생각도 못하고 있었죠. 그분들이 저희를 보며 혀를 끌끌 차고 가셨어요.
"하여간 요새 젊은 것들은!"

(22세, 여, 대학생)


## 종합병원 화장실에서
## 짧지만 알차게

남자친구가 골절로 병원에 입원했었어요. 병실에서 할 수는 없으니까 사람 없는 곳을 찾아야 했죠. 그래서 층층마다 다니면서 빈 화

장실을 찾기 시작했어요. 한참을 헤매다가 사람이 아무도 없는 남
자화장실을 발견하고 제일 안쪽 칸에 들어가 서서 사랑을 나눴죠.
중간에 사람들이 들락날락하는 소리가 문 밖에서 들리니까 그게
더 스릴 있었어요. 짧은 시간이었지만 뭔가 알차게 즐기고 나온 느
낌이랄까?

(30세, 여, 직장인)


## 낮 시간대의 인적 없는
## 영화관 구석자리


멀티플렉스 영화관도 낮 시간대에 가면 사람이 별로 없을 때가 있
어요. 그날도 영화관에 네 커플 정도밖에 없었고 우리는 일부러 구
석진 곳에 자리를 잡았죠. 사실 영화는 거의 보지 않고 오럴만 하고
있었는데 둘 다 너무 몰두한 나머지 영화가 끝나고 엔딩타이틀이
올라가는 것도 모르고 있었던 거예요. 남자친구 벨트가 풀어져 있
는 상태였는데 갑자기 불이 켜지면서 영화관에 막 들어서던 청소
하는 직원분과 눈이 딱 마주쳤죠. 당황해서 허겁지겁 영화관을 빠
져나와야 했죠.

(20세, 여, 대학생)

## 계단 통로에서
## 난간을 붙들고 후배위로

건물 복도 가장자리에 있는 계단 통로에 갔더니 마침 지나다니는 사람이 아무도 없었어요. 그래서 제가 계단 난간을 붙잡고 남친이 뒤에서 후배위로 한 거죠. 누군가가 불쑥 나타날까 봐 스릴감도 엄청났고 통로 공간 안에 울려 퍼지는 우리 둘의 소리가 더 자극적으로 느껴졌어요.

(28세, 여, 직장인)

## 어스름한 산속 계곡에서 했던
## 오럴섹스

남자친구랑 산에 놀러 갔었어요. 산중에 있는 절에 갔다가 내려오는 길에 날이 어둑해지기 시작하고 계곡에서는 계곡물이 흐르고 있었죠. 한숨 돌리고 잠깐 쉬었다 가자며 계곡 옆 바위에 앉았어요. 앉은 김에 남자친구 무릎을 베고 누웠는데 마침 주변에 사람도 없고 해서 지퍼를 내리고 오럴을 해줬죠. 야외에서 해보긴 처음이라 저도 흥분되고 남자친구도 너무나도 좋아하는 거예요. 그날 처음으로 남친의 정액을 입안에 받아서 먹어버렸어요. 입안의 정액 냄새는 캔맥주 한 모금으로 얼른 씻어냈죠.

(29세, 여, 직장인)

## 야밤에 탁 트인
## 체육공원 한가운데

넓은 평지에 잔디가 깔린 동네 체육공원이었어요. 한여름의 깜깜한 늦은 밤이라 사람이 한 명도 없기도 했고 가장자리에 있으면 어쩐지 더 튀어 보일 것 같아서 아예 중앙으로 갔죠. 오히려 중앙에 있으면 멀리서 볼 때 그냥 윤곽만 보일 것 같아서요. 사방이 확 트여있는 운동장 한가운데서 하니 스릴은 어마어마하더군요. 그 대신 모기한테 엄청 뜯겼죠.

(37세, 남, 직장인)

## 호텔 수영장에서
## 영화의 한 장면처럼

친구들 여럿이서 파티를 하려고 돈 모아서 호텔 수영장엘 갔어요. 그런데 그날따라 다들 사정이 생겨서 빠지고 저랑 제 여자친구, 그리고 남자인 친구 3명만 모인 거예요. 늦은 밤에 그 친구를 일부러 술을 먹여서 먼저 자라고 올려 보냈어요. 그리고 수영장 물속에서 여자친구랑 수중섹스를 했죠. 스릴도 스릴이었지만 섹스하면서 가슴속이 찌릿찌릿한 전율을 느낀 게 그때가 처음이었어요.

(23세, 남, 대학생)

건축 중인 빈 건물에서
스티로폼 깔고 하다가…

늦은 밤 여자친구를 집에 데려다주는 골목길이었는데 마침 건축 중인 빌라 건물이 있었어요. 가로등도 없고 주변에 인적도 없었죠. 문득 발동이 걸려서 여친을 데리고 빈 건물 안으로 들어갔죠. 뭔가 으스스하면서도 굉장히 색다르고 에로틱했어요. 그런데 할 땐 몰랐는데 다 하고 일어서는데 맨살이고 옷이고 간에 온몸에 흰 알갱이가 잔뜩 붙어 있었어요. 알고 보니 건축 자재로 놓여 있던 스티로폼 알갱이가 다닥다닥 붙은 거예요. 뒤처리하느라 애 좀 먹었죠.

(27세, 남, 직장인)

# 불편해서 제 맛인 카섹스,

# 제대로 즐기려면?

강변 고수부지나 자동차극장 같은 곳에 차가 덩그러니 서 있고 창문에 김도 서려있다, 그게 무슨 뜻인지 성인남녀라면 다 아시겠죠? 저도 청춘시절 모텔비 아낀다고 카섹스를 참 많이 했던 기억이 납니다. 초등학교 앞에 차를 대놓고 한 후 잠들었다가 아침에 깨보니 창밖으로 애들이 지나가는 바람에 난감했던 적도 있었죠.

사랑만 있으면 마티즈도 호화 침실이 되는 시절이 누구나 있었을 것 같은데요, 모든 이들이 입을 모아 이야기하는 카섹스의 묘미라면 무엇보다도 스릴, 그리고 불편함이겠죠. 좁고 제한된 공간에서 하다 보니 움직임이 불편할 수밖에 없는데 그래서 더 몸도 밀착되고 오히려 재미를 더해주기도 하죠.

차만 있으면 누구나 언제 어디서나 즐길 수 있는 카섹스, 할 때 하더라도 다음과 같은 최소한의 기본상식을 알고 하면 더 좋을 것 같습니다.

섹스시의 청결 문제를 위해 차 내부를
깨끗이 청소해두세요.

안전한 장소에 안전하게 정차해놓아야 합니다.
핸드브레이크를 안 걸어 기어가 중립으로 가거나 하면
경사진 곳에서 차가 미끄러지거나 돌발 사고가
발생할 수 있으니까요.

앞좌석에서 할 때는 조수석 등받이를 최대한 수평으로
낮춰놓고 하시기 바랍니다. 그런데 카섹스의
프로일수록 앞좌석보다 뒷좌석을 더 선호한다고 하네요.
체위가 더 다양하게 나올 수 있다나요.

차 안에 물티슈를 항상 구비해 두세요.
섹스 후 물로 씻을 수 없기 때문에 물티슈가 있으면
아주 유용합니다.

겨울이나 여름에 섹스 후 난방이나 에어컨을 켠 채
깊이 잠드는 것은 절대 금물입니다. 차 문을 꼭 닫아놓아
밀폐된 상태에서 잠들면 일산화탄소 중독이나
저체온증 등으로 인해 심한 경우 사망에 이를 수도 있어요.
실제로 국내외에서 가끔 일어나는 사고이니
반드시 주의하시기 바랍니다.

시동을 끄는 것보다 켜놓은 상태에서
무드 있는 음악을 틀어놓고 하면 더 좋겠죠.

# 원나잇에서 만난

# 비밀스런 그녀



한 설문조사에서 3000여 명의 미혼여성에게 "처음 본 남자가 이성적인 매력으로 당신을 끌어당긴다면 원나잇스탠드도 가능한가?"를 물어보았는데요. 약 36% 정도는 "처음 만난 남자와는 상상도 할 수 없다", 27% 정도는 "스킨십까진 허용하겠지만 섹스는 절대 안 된다"고 했답니다. 하지만 약 18% 정도는 "섹스는 게임이다. 심각하게 고민할 필요 없이 오케이다", 15% 정도는 "갈등은 되겠지만 가능할 수도 있다"고 대답했다고 합니다. 남성은 물론이고 여성들도 이제는 원나잇스탠드에 대해 개방적인 사고방식을 갖게 된 것 같죠?

보통 원나잇스탠드라고 하면 클럽 같은 데서 부킹을 통해 만난 남녀가 하룻밤을 보내고 다음 날 쿨하게 헤어진다거나, 평소 애인은 아니고 아는 사이였는데 우연히 하룻밤 관계를 갖게 되는 정도를 떠올릴 수 있겠죠. 혹은 좀 더 로맨틱한 환상을 그려보기도 합니다. 영화에서처럼 여행지에서 만난 멋진 사람과 하룻밤을 보내는 것에 대한 로망이랄까?

어느 경우든 예상치 못한 돌발 상황이라는 점에서 자극적인 것이 바로 원나잇스탠드일 텐데요. 토크온섹스 출연자와 청취자들이 이야기한 실제 원나잇 경험담들을 몇 개 소개하면 다음과 같습니다.


## 술 때문이야


섹스는 남자친구하고만 해야 되는 것인 줄 알았어요. 그러던 어느 날, 아는 선배와 그 선배의 친구와 셋이 술자리를 하기로 했는데 선배가 약속장소에 못 나오는 바람에 선배 친구와 둘이 술을 마시게 되었죠. 그런데 어색하기는커녕 대화도 잘 통했고 그러다보니 긴장도 풀어지기 시작했나 봐요. 아는 술집 이야기를 하다 2차를 갔는데 어느 순간 정신 차려 보니 키스를 하고 있었고, 자연스럽게 모텔로 향하게 됐어요. 사실 저는 성에 대해 아주 개방적이고 문란한 사람들만 원나잇을 하는 줄 알았어요. 그런데 막상 저한테 닥치고 보니 꼭 그렇지만은 않다는 생각이 드는 건 왜죠. 그리고 보면 원나잇스탠드와 술은 떼려야 뗄 수 없는 관계 같아요.



## 오히려 남친만
## 더 그리워져

섹스를 남자친구랑 하긴 하지만, 친구들과 클럽에 놀러 갔을 때 가끔 만난 파트너와 원나잇을 한 적도 세 번 정도 있었어요. 한 번은 남자친구와 크게 싸우고 나서 클럽엘 갔었어요. 기분도 꿀꿀하고 해서 클럽에서 만난 남자와 같이 술 먹고 놀다가 자연스럽게 모텔에 가게 됐죠. 그리고 아침에는 쿨하게 헤어졌죠. 하지만 별로 만족스럽지는 않았어요. 섹스도 아주 서툴렀고요. 오히려 남자친구 생각만 더 났죠. 그날 이후 남자친구와 화해하고 더 잘 지내고 있어요.

(24세, 여, 직장인)

## 누나 믿지?

회사의 직속 상사가 여자분인데 평소 이견이 많아서 충돌이 잦았어요. 그러다 회의 도중에 크게 의견 충돌이 있었는데 제가 너무 화가 난 나머지 그분에게 이렇게 소리를 질렀죠. "이거 보세요! 사랑도 섹스도 대화라고 생각합니다. 전 과장님처럼 대화를 거부하진 않습니다." 이렇게 말하고 회의실을 박차고 나왔어요. 그렇게 나왔지만 저라고 해서 기분이 좋을 리 없었죠. 그분도 찜찜하긴 마찬가지였고요. 결국 그분이 퇴근 후 술이나 한잔 하면서 풀자고 하셨어요. 평소 쌓인 이야기를 하느라 술자리가 길어지면서 폭탄주까지 마시게 되었죠. 그런데 눈을 떠 보니 모텔이었어요. 그리고 그 상사분이 옆에서 이렇게 속삭이시는 거예요. "걱정 마. 누나 못 믿어?" 그야말로 통속드라마에나 나올 법한 장면이 내게 벌어질 줄이야!

(28세, 남, 직장인)

## 브라질 여성과의
## 영화 속 장면 같은 하룻밤

직업상 해외출장을 자주 다닙니다. 한번은 브라질에 가게 됐는데 밤에 혼자 심심하니까 호텔 바에 가서 술을 한잔 마시고 있었죠. 주변에 혼자 온 사람들이 꽤 있었어요. 그러다 어떤 여성과 눈이 마주쳤어요. 남미여성답게 까무잡잡하고 매력적인 분이었죠. 보통 우리나라 사람들은 모르는 사람과 눈이 마주치면 바로 피하는데 외국인들은 피하지 않고 오히려 눈인사를 하면서 잔을 살짝 드는 제스처를 하는 게 에티켓입니다. 그래서 저도 살짝 웃으면서 잔을 들었는데 그분이 곧바로 제 옆으로 오더군요. 처음에는 긴장이 됐지만 그래도 외국인을 대할 때의 기본적인 지식이 있었기 때문에 긴장하지 않은 척하고 대화를 나눴어요. 사실 이런 경험은 처음이었는데, 자연스럽게 키스 타이밍이 온 거예요. 마치 영화의 한 장면처럼 어느 순간 제가 다가가자 그녀가 눈을 감으면서 키스를 하게 되었죠. 곧바로 방에 올라가 섹스를 했는데 그동안 제가 만났던 우리나라 여성과는 뭔가 달랐어요. 제 애무에 적극적으로 반응을 하면서 자신이 애무 받기를 원하는 부위로 능숙하게 유도하더군요. 오히려 남자인 제가 리드를 받는 느낌이 신선했어요. 삽입을 한 상태에서도 체위를 많이 바꾼 것도 아닌데 반응이 끊임없이 이어졌어요. 사정을 늦게 하고 싶어서 템포를 늦추려 했더니 자신의 두 다리로 제 몸을 꽉 잡아서 못 빠져나오게 하더라구요. 결국 그녀의 리드에 따라 사정을 했어요. 우리나라 여자들과 달리 자신의 감정에 솔직하고 성을 즐길 줄 아는 것 같았어요. 단 하룻밤이었지만 잊지 못할 기억으로 남았죠.

(37세, 남, 직장인)

## 제일 예뻤던 그녀,
## 그런데 알고 보니!

20살 군대 가기 전 한창 끓어오를 때였죠. 하루는 친구들과 술을 먹다가 친구 하나가 자기가 부킹했던 여자들이라며 여자 3명을 불렀어요. 그래서 남녀 3:3으로 다 같이 술을 마시다가 그중 제일 예쁜 여자를 제가 꼬시게 됐죠. 둘이 모텔로 갔는데 그녀가 저보고 먼저 씻으라고 해서 씻고 나왔더니 침대 위에서 이불을 몸에 둘둘 말고 있는 거예요, 자긴 안 씻어도 된다면서. 어쨌든 섹스를 하려고 했는데 손이 아랫도리로 갈 때마다 거부를 하고 삽입도 거부해서 저도 슬슬 짜증이 났죠. 제가 짜증을 냈더니 그녀가 저를 애무를 해 준다면서 온몸 구석구석을 다 애무해 주더군요. 그녀의 능숙한 애무에 몸을 맡기다 보니 저도 흥분이 되었고 결국 그녀가 오럴을 해줄 때 입안에 그대로 사정을 하고 말았어요. 그런데 보통은 입안에 사정을 하면 여자들이 별로 안 좋아하게 마련인데 그녀는 화를 내기는커녕 그대로 삼키는 거예요. 그래서 미안하기도 하고 한 번 더 하고 싶었는데 그녀가 하는 말이 이번엔 자기를 기쁘게 해 달래요. 뭘 해줄까 물어봤더니 애널섹스를 해달라는 거예요. 저는 애널섹스는 좋아하지 않기 때문에 안 하겠다고 했어요. 그런데도 계속 요구하자 더 있고 싶지 않아 옷을 주섬주섬 챙겨 입었죠. 신발을 신고 나가려고 하는데 그녀가 저를 부르는 거예요. 잠깐 와보라면서. 그랬더니 그녀가 귓속말로 속삭이기를, "형, 잘 가." …… 뒤통수를 한 대 맞은 기분이었죠. 군대 가서 이 이야기로 먹고 살다시피 했어요.

(26세, 남, 대학생)


이처럼 원나잇스탠드에 대해 잊지 못할 비밀스런 에피소드 한두

개는 누구나 가지고 있을 텐데요. 하룻밤으로 끝나는 관계라 하더라도 스스로 주체성과 자기결정권을 가지고 성숙하게 즐길 줄 안다면 굳이 비난할 이유는 없을 것 같습니다.

다만 한 가지 우려되는 점은 남녀가 대등하게 성적 주체성을 갖고 즐겨야 하는 원나잇스탠드가 간혹 범죄로 악용될 소지가 있다는 점입니다. 여성이 남성에 비해 완력이 약하기 때문에 낯선 남성과 외진 곳이나 차단된 장소에 가게 되었을 때 악의적인 목적으로 접근하는 남자들에 의해 사고가 일어날 수 있죠. 그리고 아무리 모텔까지 갔다 하더라도 얼마든지 성관계를 거부할 수도 있는 것인데 남성이 완력을 써서 강제적으로 관계를 하려 한다면 범죄가 됩니다.

그래서 현실과 로망은 다르다고 하죠. 그러니 혹시 여성의 경우 원나잇스탠드를 경험하게 되더라도 언제까지 자기가 연락이 안 되면 조치를 취해달라는 문자를 친구에게 미리 보내놓는 등 만약을 위해 대비할 필요가 있습니다.

그리고 남녀 모두 절대 잊지 말아야 할 것은 피임! 하룻밤의 실수로 인해 돌이킬 수 없는 일을 만들지 마시고 아무리 돌발상황이라 하더라도 피임만큼은 철저히 하는 습관을 가져야 할 것입니다.

# 내가
# 생각하는

## 진정한
## 섹스

어떤 섹스가 즐거운 섹스고 진정한 쾌감이 어떤 것인지에 대해 누구나 자기만의 생각이 있습니다. 그동안 토크온섹스에 출연하신 많은 분들이 저마다의 개성 있는 생각들을 말씀해 주셨는데요. 평범한 성인남녀의 섹스에 대한 의견들을 다양하게 들어본다는 것 자체로 건강한 성담론이 이뤄지지 않을까요? 여러분도 나만의 섹스 철학에 대해 한 번쯤 생각해보시기 바랍니다.

## "'고급 변태'는
상상력 풍부한 사람이다"

흔히 남자는 시각적인 자극에 의해 성 만족도가 높아지고 여자는 시각보다 지각에 의해 만족도가 높아진다고 하죠. 그래서 남자들은 포르노를 좋아한다고 하고, 여자들은 분위기의 동물이라고 합니다. 하지만 저는 남자지만 포르노에 그다지 흥미가 없어요. 왜냐하면 화면에서 보는 것보다 제 머릿속으로 상상하는 걸 더 좋아하거든요. '변태'에도 저급한 변태가 있고 고급한 변태가 있는데 그걸 나누는 기준이 바로 상상력이라고 생각합니다. 옷을 홀딱 벗은 여자보다 반쯤 입고 있는 여자가 왜 야한지 아는 사람이 바로 고급 변태죠. 저급한 변태는 "내 거 크다. 그 여자 가슴 크다." 이러지만 고급 변태는 크다 작다가 중요하지 않아요. 비유를 하고 상상을 하죠. 비에 젖은 옷 아래로 속옷이 살짝 비쳐 보이는 게 더 야하다는 걸 알아야 돼요.

(28세, 남, 전문직)

## "때로는
파격을 즐겨라"

가끔은 평소 안 하던 파격적인 행위를 해보는 게 섹스의 맛을 더해

준다고 생각해요. 예전에 만났던 원나잇 상대가 수건으로 제 눈을 가리더라구요. 눈을 가리고 제 몸에 차가운 물을 부으면서 애무를 해줬는데 방에 에어컨을 틀어놔서 너무 추운 거예요. 그런데 그 추운 감각 때문에 오히려 더 흥분이 됐어요. 앞이 안 보이는 상태에서 차가운 감각이 제 몸을 자극하면서 평소보다 엄청 짜릿한 밤을 보냈죠. 때로는 눈을 가려도 보고, 때로는 스타킹을 찢는 행위도 해보고, 얼음이나 아이스크림을 사용해서 애무도 해보고, 이런 모험을 즐길수록 섹스의 즐거움이 더 커지는 것 같아요.

(30세, 여, 직장인)

## "진지한 음담패설을
## 자주 하자"

우리나라 사람들은 성에 대해 이중성이 강합니다. 성욕에 대한 이야기, 자신의 취향에 대한 이야기를 드러내놓고 하질 않죠. 특히 여성들은 사회적 학습의 결과로 자신의 성에 대한 의견을 솔직하게 표현하지 못하는 경우가 많아요. 표현하는 여자들을 가리켜 '쉬워 보인다'고 폄하하는 남성들이 많고요. 하지만 섹스의 쾌감을 높이기 위해서는 남녀가 서로 자기 느낌을 솔직하게 말하고 공유할 수 있어야 해요. 솔직하게 표현하는 섹스를 즐겼으면 좋겠어요. 저는 남녀 지인들과 음담패설을 자주 합니다. 그 대신 단어선택에 주의

를 하죠. 그러면 처음에는 음담패설로 시작하지만 결국에는 성상
담이 되고 성담론으로 발전해요. 진지한 음담패설을 많이 할 수 있
는 사회가 됐으면 합니다.

(36세, 남, 개인사업)


## "섹스는 온몸을 더듬이로
## 만들어 소통하는 것"

영화 〈아바타〉에 보면 전사들이 타고 다니는 큰 새가 나오잖아요.
전사들은 누구나 자신만의 새가 있는데 그 새를 처음 타는 과정에
서 자기 머리카락과 그 새의 더듬이 같은 곳을 연결해서 소통을 하
죠. 저는 그 과정이 섹스와 굉장히 닮았다는 생각을 했어요. 섹스는
말로 할 수 없는 이야기를 몸으로 하는 시간이죠. 말로는 아무리 해
도 통하지 않던 것을 남녀가 몸으로 연결되면 통하잖아요. 두 사람
이 가장 밀착된 순간에 느끼는 것이 가장 진실된 거라 생각합니다.

(29세, 남, 전문직)


## "성감대를 알고
## 애무를 즐겨라"

남자들이 흔히 하는 착각이 자기가 충분히 오래 했다고 생각하는 거예요. 그런데 남자 본인은 되게 오래 한 것 같은데 사실은 삽입 전후 5분도 안 되는 경우도 많거든요. 그 원인 중 하나가 애무를 할 줄 모르기 때문입니다. 여자 몸의 성감대가 어디인지, 어떻게 애무를 해줘야 할지를 모르고 삽입만 하려 해요. 우리나라 여성들은 자기 몸을 잘 모르는 경우가 많기 때문에 남자가 애무를 열심히 해줄수록 여자 자신도 몰랐던 자신의 몸을 알게 돼죠. 반대로 남자 자신도 자기 몸의 성감대가 어디인지, 여자가 어딜 어떻게 애무해줘야 좋은지를 스스로 알아야 합니다. 제 성감대요? 여러 부분이 있지만 제 경우는 항문이 최고의 성감대입니다. 상대방이 혀로 해주면 되게 좋아요. 지저분하지 않냐고요? 그래서 하기 전에 미리 비누로 깨끗이 씻죠.

(28세, 남, 직장인)

## "자위도
## 창의성이 필요하다"

해외 출장이 잦아서 비행기를 종종 타거든요. 전에 중국 항공사 비행기를 탔는데 작은 안마기를 주더군요. 생김새는 작은 딜도랑 비슷했는데 솔직히 어디를 안마하라고 준 건지는 아직도 모르겠어요. 그런데 저는 그걸 자위기구로 활용했어요. 비행기 화장실에 가서 그 안마기를 귀두 밑 부분에 대고 진동 스위치를 눌렀더니 느낌이 괜찮았어요. 손으로 할 때보다 훨씬 더 큰 쾌감을 느낄 수 있었죠. 자위도 늘 똑같이 하는 것보다 얼마든지 창의적인 방법을 고안할 수 있는 것 같아요.

(37세, 남, 직장인)

## "포르노잡지로
   영어공부를"

대개 남자들은 청소년기에 포르노잡지를 보며 성에 대한 정보를 많이 얻습니다. 우리나라는 청소년 성교육이 거의 없지 않습니까? 저는 포르노도 무조건 금지하는 것은 오히려 방치하는 것만 못하다고 생각해요. 올바로 가르쳐주고 포르노나 야동이 어떻게 연출된 것인지 등을 알려주는 게 더 교육적이죠. 저는 중학교 때 소위 도색잡지라고 하는 외국잡지들을 자주 봤는데 그걸로 사전 찾아가며 영어공부를 했어요. 단어도 찾고 텍스트도 해석하고. 얻는 게 참 많았죠, 여러 모로.

(35세, 남, 직장인)

## "여성 사정은
  남자 하기 나름"

남자들이 야동을 보면서 호기심을 갖는 것 중 하나가 여성 사정입니다. 손가락으로 쑤시면 물 뿜듯 뿜어내는 걸 보고 흥분하죠. 그런데 이것도 무조건 쑤신다고 되는 게 아니라는 걸 아셨으면 합니다. 여자 몸에 대한 지식을 알아야죠. 일단 여성의 지스팟(G-Spot)이 어디 있는지부터 알아야 해요. 질 내부를 시계방향으로 봤을 때 항문이 6시고 배꼽이 12시라면 12시 방향에 있고요, 질 안쪽으로 손가락 한 마디 정도 더 들어가야 있습니다. 이때 중요한 게 손가락으로 웨이브를 주라는 겁니다. 운동회에서 줄다리기 할 때 밧줄을 위아래로 흔들어서 진동을 주듯이 손가락을 지스팟 쪽으로 툭툭 쳐올려서 진동을 만드세요. 긁는 게 아니라 스냅을 줘서 쳐올리는 거예요. 그 진동을 만들어내는 게 여성 사정의 팁이에요. 여성의 오르가슴도 결국 남자 하기 나름입니다.

(41세, 남, 자영업)

# 쓰리썸,

## 상상과
## 현실 사이



•

•

섹스에 대한 다양한 판타지 중에 빼놓을 수 없는 것 중 하나가 바로 쓰리썸일 겁니다. 남자 둘에 여자 하나, 혹은 여자 둘에 남자 하나가 뒤엉켜 하는 쓰리썸을 포르노나 야동에서 누구나 한 번쯤은 보신 적 있을 텐데요. 화면에서 볼 땐 굉장히 야하기도 하고 에로틱하기도 했던 쓰리썸, 실제로는 어떨까요? 정말로 환상을 충족시켜주는 경우도 있겠지만 상상했던 것과 다르다는 이야기도 의외로 많았습니다.

# 왠지 모를 죄책감과
# 찜찜한 기분이 남아

운동을 다니던 곳에서 친해지게 된 어떤 남자와 집에서 술자리를 갖는데, 그분이 한 여성분을 불렀어요. 저는 그 여성과 초면이었고요. 술을 먹으면서 게임을 했는데 술이 취할수록 옷 벗기 게임처럼 수위 높은 게임을 하면서 분위기가 그쪽으로 흘러갔고 세 명이 자연스레 침대로 가서 하게 됐어요. 흔히 야동에 나오는 것처럼 한 명이 여성에게 삽입하면 다른 한 명은 그 여성의 다른 것을 취하는 방식으로 번갈아서 했죠.

그런데 시간이 갈수록 기분이 별로였어요. 상대 여성이 자기 남자에 대한 믿음이 강해서였는지 저를 억지로 참아내는 것 같은 느낌을 받았거든요. 저 역시 호기심에서 우발적으로 하게 된 거지만 왠지 모를 죄의식 같은 게 느껴졌죠. 다 하고 나서는 그 여성에 대해 어색하기도 하고 미안하기도 하고 상당히 난감한 기분이었어요. 쓰리썸은 여성이 남성 중 한 명에 대한 믿음과 충성도가 높아야 진행 가능한 것 같더군요. 제겐 호기심 충족 이상은 아니었습니다.

(36세, 남)

# 환상은 깨지고
# 무지 산만하기만 했던

쓰리썸에 대한 욕망은 누구나 있는 것 같아요. 특히 남자라면 쓰리썸 중에서도 아름다운 여자 둘과 하는 상상을 누구나 해보죠. 포르노에서 봤던 것처럼 조금 다른 스타일의 두 미녀를 노예처럼 거느리고 왕처럼 하는 걸 막연히 상상하기도 했죠. 그러다 우연찮은 기회에 상상을 실현해볼 수 있게 됐어요. 직업여성들과였는데요, 그런 경험이 처음이어서 그랬는지 몰라도 생각했던 것처럼 좋지는 않았어요.

그 두 명이 저한테 열심히 서비스를 해주긴 했어도 제 입장에서는 뭔가 번잡스러운 느낌이었달까? 두 명 모두를 만족시켜주고 싶은 욕망은 있었는데 사람이 둘이다보니 괜히 더 산만하고 바빠지기만 한 것 같았어요. 그리고 결정적으로 제가 술을 많이 마신 상태여서 그랬는지 발기가 잘 안 됐고요. 또 해보고 싶냐구요? 오히려 한 여자와 제대로 하고 싶어지던데요.

*(31세, 남)*

## 애인과의 자극제는 되었지만
## 다시는 안 하고 싶어

굉장히 몸 좋은 운동선수랑 사귈 때였어요. 몸도 좋지만 육체적인 관계에서 능동적이고 '실험정신'도 강해서 저랑 잘 통하는 친구였죠. 섹스에 대한 대화도 많이 나누다 보니 자연스레 쓰리썸에 대한 얘기도 하게 됐는데 어느 날 자기가 아는 선배 운동선수를 불러서 해보자고 제안하더군요. 그 사람은 유부남이었고요. 우선 셋이 술을 한잔 하고 모텔로 갔죠. 선배인 그분이 먼저 저한테 다가와서 하기 시작했는데, 제가 좀 긴장한데다 그 사람 페니스가 휘어져 있어서였는지 삽입했을 때 통증이 느껴졌어요. 그래서인지 그분이 들어올 때는 제가 말라버렸다가 남친이 들어오면 괜찮아졌죠. 셋 다 쓰리썸이 처음이어서 방법도 잘 모르고 어설펐어요. 그 선배분도 점점 흥이 떨어졌는지 결국엔 사정도 못하고 그냥 난색을 표하고 가셨죠.

선배가 가고 나서 남친과 둘이 남아서 했는데, 사귄 이래 했던 섹스 중에 제일 뜨거운 밤을 보냈어요. 그러면서 약속했죠. 이런 거 다시는 하지 말자고. 솔직히 말해 애인과의 관계에 있어 자극제는 되었지만 쓰리썸 자체는 별로 좋은 기억으로 남아 있지 않아요.

(28세, 여)

# 어른들의 장난감,
# '토이' 스토리



이 자리에 모신 '당근'님은 일본에서 오래 유학 생활을 하고 온 20대 여성인데요, 성생활의 즐거운 자극제 역할을 해주는 성인용품, 즉 섹스토이에 대한 경험담과 조언을 나누고자 합니다. 성인용품 사용 비율이 낮은 우리나라에 비해 일본은 평범한 사람들도 일상적으로 사용하는 경우가 많다고 하죠? 변태나 이상한 취향을 가진 사람들만 사용하는 게 아니라 누구나 즐길 수 있는 하나의 재미이자 기분 좋은 윤활제가 되어준다고 합니다.

우선 섹스토이를 처음 쓰게 된
계기가 궁금한데요?

**당근** 사귀던 남자친구가 관심이 많아서 저도 그때 사용해봤어요. 일본은 섹스토이 접할 기회가 많아요. 모텔을 가도 방 안에 자판기가 꼭 있는데 바이브레이터라든가 돌기형 콘돔 같은 게 있으니 호기심에 사용해 보죠. 성인용 DVD를 구입하면 부록으로 성인용품이 붙어있는 경우도 흔하고요. 일본에는 가전제품 매장에서 자위용품을 팔기도 하는데요, 실제로 보면 되게 재미있는 것들이 많아요.

저 같은 경우 일본인 남자친구와 5년 가까이 사귀었어요. 연애기간이 길어질수록 약간의 권태기 같은 것도 오는데 섹스토이를 사용하면 섹스의 윤활제 역할을 해주는 측면이 있어서 종종 쓰게 됐죠.

어떤 걸 사용해봤어요?
초보자들에게 추천하는 아이템이 있다면?

**당근** 캡슐처럼 생긴 유선 바이브레이터, 무선 바이브레이터, 그리고 페어리라고 하는 전기안마기 등을 사용해봤구요. 딜도도 굵기 종류별로 세 가지 정도 써봤어요. 젤도 종류가 다양해요. 바르면 흥분도가 상승되는 것들이 있어요.

초보 여성들이라면 소형 바이브레이터를 추천해드려요. 건전지 넣고 작동시키는 것들인데 단계가 3개 정도면 적당해요. 가격도 저렴하고요.

## 섹스토이를 쓰면 뭐가 좋은가요?

**당근** 권태기에 빠진 커플의 전희를 도와주고요, 원거리 연애를 하거나 바빠서 만나기 힘든 커플이라면 적극 추천하고 싶어요. 또 자위할 때도 도움이 되고요. 여성들의 경우 손으로 자위하기도 하고 샤워기로 하시는 분들도 있는데, 여성의 질 내에 수돗물이 들어가면 건강에 안 좋다고 하거든요. 질 내가 산성인데 너무 물로 씻어내면 나쁜 균이 들어갈 수 있죠. 그럴 때 섹스토이가 도움이 된다고 생각해요.

## 즐거움을 더해주는 섹스토이,
## 어설프게 사용하면 큰일난다

## 사용할 때 주의해야 할 점이 있다면?

**당근** 처음 사용하시는 분들은 반드시 젤을 같이 사용하시는 게 좋습니다. 딜도를 질에 삽입할 때도 젤을 사용하구요. 애널 제품이라면 젤을 100% 같이 써야 해요. 애널 용품 중에 구슬이 3~4개 달린 형태가 있는데, 주의해서 사용하지 않으면 항문 조직을 손상시킬 수 있기 때문에 위험할 수 있어요.

실제로 일본인 친구 커플이 겪은 일인데요, 모텔에 가서 자판기에서 애널 용품이 있는 걸 보고 너무 궁금해서 사용해봤대요. 남자 항문에 삽입을 했는데, 둘 다 처음이다 보니 젤도 안 바르고 넣은 거죠. 그런데 은색 구슬 3개가 들어가긴 했는데 나오질 않더래요. 손잡이를 억지로 잡아당겼는데 첫 번째 구슬에 피가 묻어 있었대요. 여자가 놀라서 더 뽑으려고 하는데 안에서 부러졌대요. 원래 그게 금속 재질이라 부러지지 않는 건데 불량품이었던 거죠. 더 이상 손으로 뽑을 수도 없고 모텔에서 구급차를 부를 수도 없어서 여자친구가 운전을 해서 남자를 병원으로 데리고 갔죠. 병원에서 관장약을 넣어서 빼긴 뺐는데 항문 조직을 다친 거예요. 그래서 한동안 어기적거리며 걸어다녔죠. 학교도 못 나갈 정도로 통증이 심해서. 그 여자친구의 말에 의하면 그 다음에 다시 시도해보려 했는데 남자친구가 절대 안 한다고 하더래요. 충격이 너무 커서.

또 하나 중요한 게 세척이에요. 미니바이브 같은 경우 애널 쪽에도 넣고 질 쪽에 삽입하는 경우도 많거든요. 그러다 보니 아무래도 세균에 감염되기 쉬워요. 그래서 물세척을 잘 해야 돼요. 그런데 제 경우 피부가 민감한 편이라 세척제 때문에 피부 트러블이 생긴 적이 있어요. 그럴 경우 세척을 하고 항균 물티슈 같은 걸로 한 번 더 닦아주는 게 좋아요.

자기에게 맞는
섹스토이 고르는 요령이 있나요?

**당근** 딜도의 경우 사이즈도 다양하고 굵기도 여러 가지가 있어요.
그래서 직접 자기 몸에 맞는 걸 고르는 게 좋은데요, 파트너의 사이
즈를 고려해서 남자친구 페니스와 비슷하거나 약간 큰 것을 고르는
게 좋아요. 너무 크면 거부감도 크거든요. 가장 중요한 건 섹스토이
가 상대방을 괴롭히는 도구가 아니라 좀 더 즐겁게 섹스를 하기 위
한 도구라는 점이에요. 그걸 염두에 두고 서로 대화를 통해 합의 하
고 사용하는 게 좋습니다.


섹스토이는 섹스라는 음식에
감칠맛을 더해주는 소스다

섹스토이와 관련해 기억에 남는
에피소드가 있다면서요?


**당근** 리모컨이 있는 무선 바이브레이터가 있는데요, 주머니 같은 게
달려 있어서 클리토리스 쪽에 고정시킬 수 있는 제품이 있어요. 그
걸 착용한 채로 남자친구가 듣는 대학 강의실에 가서 수업을 들은
거죠. 리모컨은 남친이 들고 있고요. 진동이 울릴 때마다 저 혼자 땀

을 흘리며 흥분하고 있었는데 아무도 눈치는 못 채더라고요. 소리가 핸드폰 진동처럼 들려서.

**섹스토이에 관심은 있는데
망설이는 분들을 위해 한 마디 해주신다면?**

**당근** 처음에는 남자들이 더 관심이 있지만 여자들도 의외로 관심 있는 분들이 많거든요. 그런데 궁금하면서도 한편으로는 저걸 어떻게 사용하느냐는 편견도 많은 것 같아요. 편견을 버리고 즐기면 의외로 섹스에 자극과 유머를 더해줄 수 있어요. 저는 섹스라이프에서 섹스토이를 빼버리면 훨씬 재미없어질 거라고 생각하거든요. 음식을 그냥 먹을 수도 있지만 맛있는 소스를 넣으면 더 맛있어지는 것처럼요. 맛있는 음식에 곁들여 먹는 소스가 될 수 있을 거예요.

# 성인용품 쇼핑몰 운영자에게 들어보는

## 섹스토이 Q&A



섹스토이 사용자인 '당근'님의 경험담에 이어, 직접 성인용품을 제조하고 유통하는 전문가의 조언도 도움이 될 것 같습니다. 우리나라의 성인용품은 어떻게 만들어지고 있을까요? 국내 대표적인 성인용품 온라인 쇼핑몰 부르르닷컴(bururu.com)에서 근무하는 김효정님은 몇 해 전 대법원에서 여성 자위기구 수입에 대해 합법 판결을 국내 최초로 받기도 했는데요, 김효정님과 이야기를 나누어 봤습니다.

Q 우리나라의 성인용품 유통은
    어떻게 이루어지고 있는가?

A 보통 중국이나 일본에서 보따리상들이 가져온다. 일종의 밀수라
서 가격도 센 편이다. 남성 자위기구의 경우 일본 제품이 유명한데
국내에서 밀반입도 하고 그대로 본떠서 소위 짝퉁을 만들어 팔기
도 한다. 반면 외국은 유통이 체계적이고 온라인 및 오프라인 매장
도 잘 되어 있다. 약국에서도 판매하고 전문 숍에서도 판매하는 등
일종의 생활용품에 가깝다.
부르르닷컴의 경우 정식으로 관세청의 세관을 통해 수입 신고하고
관세와 부가세 다 내고 들여온 제품들을 판매한다.

Q 섹스토이의 기획과 제작과정이 궁금하다.

A 이 사업을 시작하면서 판매만 염두에 둔 것이 아니라 기존 수입
제품의 부족한 점과 불만사항을 보완해 직접 제조를 해보고 싶었
다. 그래서 정식으로 제조허가를 받고 유해성 및 안전성 검사를 받
은 제품을 만들게 되었다.
예를 들어 바이브레이터를 개발한다고 했을 때, 초기 기획 단계에서
삽입형, 클리토리스 자극형, 전립선 자극형 등으로 카테고리를 나눈
다. 그 후 디자인 업체에 기획안을 보내는데, 삽입 각도라든가 손잡
이에 대한 정보를 자세하게 보내서 그걸 토대로 디자인을 한다.

다음으로 중요한 것이 사용감이기 때문에, 디자인을 한 후 덩어리를 만들어 사용성 검증을 거치고 샘플을 만든다. 이런 식으로 첫 제품을 완성하기까지 약 2년이 걸렸을 정도로 모든 과정에 공을 들였다. 또한 부르르닷컴의 자체 제작 제품들은 기능도 신경을 썼지만 재료도 일반 실리콘이 아니라 의료용을 썼다.

Q  외국의 성인용품 문화는
   우리나라와 어떻게 다른가?

A  외국은 섹스토이를 주제로 하는 박람회와 대규모 성문화 박람회 등이 자주 열린다. 2007년부터 세계 각국의 성인용품 박람회에 참관을 직접 해왔는데, 중국 광저우와 상하이, 마카오 등에서 개최되는 박람회들은 업계 동향 파악을 위해 매년 방문하고 있다.
참관한 박람회 중 가장 규모가 큰 것은 독일 베를린에서 매년 열리는 성문화 박람회였다.  쇼도 다양하고, 대형버스에 들어가면 여성들이 봉춤을 추는 것도 볼 수 있고, 유명 포르노 배우들이 나와서 사인회도 하고, SM체험 쇼를 직접 체험해볼 수 있게 하는 등 정말 재미있는 프로그램이 많다. 전시장에 나온 출연자들도 올누드는 기본이다.
가장 놀랐던 건 관람객 중에 중증장애인들도 많고, 연인이나 부부가 손잡고 와서 구경도 많이 한다는 점이었다. 그걸 보며 우리나라와 달리 성문화에 대한 인식이 오히려 건전하다고 느꼈다. 우리나

라도 '섹스포'라는 성문화 박람회가 개최된 적이 있으나 시민들의
반대 시위와 환불소동 등으로 인해 실패로 끝났다.


Q  성인용품에 너무 익숙해지면
   용품에만 의존하게 될 우려는 없는가?


A  성인용품은 섹스의 감흥을 조금 더 높여주는 기구일 뿐 사람을
대신할 수는 없다고 생각한다. 결국 제일 중요한 것은 사람끼리의
교감이다. 섹스토이가 교감을 더 도와주는 역할을 하는 것이다.


Q  부르르닷컴에서 추천하는 제품이나 브랜드를
   간단히 소개해주신다면?


A  부르르닷컴의 대표적 브랜드 '지니'는 디자인상을 수상한 완성
도 높은 제품이다. '듀스'라는 커플 바이브레이터 제품은 유럽 쪽
에서도 많이 팔릴 정도로 이슈가 되었고, 여성용 삽입형 바이브레
이터인 '로에'는 고리형으로 되어 있어 파격적 아이디어라는 찬사
를 받았으며 작동도 간단해 커플들에게 인기가 많다. 그 밖에 클리
토리스 자극용 바이브레이터인 '씨드', 남성 전립선 자극용인 '야누
스' 등 다양한 제품들이 판매되고 있다. 러브로션인 에스솔루션 라
인에 종류별로 7종의 로션이 있고, 팬시상품 느낌을 준 자체 개발
한 콘돔도 인기다.

Q  성인용품 전문가로서 우리나라 성문화에 대해
   바라는 점이 있다면?

A  외국의 경우 많은 성인남녀들이 섹스토이를 일상적으로 사용할
뿐만 아니라 여성들도 상당수가 사용하며 적극적으로 성을 즐기는
문화가 보편화되어 있다. 우리나라의 성문화도 이제는 음지에서
양지에서 나아갔으면 한다. 자연스러운 성문화, 명랑한 성문화를
만들기 위해 노력하고 싶다.

# 개방과 은둔의 양극단을 오가는 일본

가깝고도 먼 나라 일본을 가장 가까이 접하게 되는 것이 사실은 성인동영상, 소위 '야동'이라고 불리는 것을 통해서일 텐데요. 우리나라 남성들이 청소년기와 청년기 성교육의 상당 부분을 일본산 영상물에 의존하는 것도 하나의 현실입니다. 그런데 많이 접하는 만큼 오해와 편견도 많은 것이 일본의 성문화이기도 하죠. 일본에는 정말 변태가 많을까요? 성적으로 문란할까요? 일본에서 살다 오신 '미카'님(26세, 여)으로부터 일본 젊은이들의 성문화에 대해 들어봤습니다.

우선 일본 청소년들의 성교육이나
첫경험 시기는 우리나라와 많이 다른지 궁금한데요?

**미카** 제가 알던 고등학생 후배들의 이야기를 들었는데, 학교에서 성교육 시간에 콘돔을 사용해보는 실습 시간이 있대요. 또 한때는 여학생들 사이에서 콘돔을 지갑에 넣고 다니면 돈이 생긴다는 속설이 있었고 그걸 따르는 학생들이 많았는데, 거기에 대해서 뭐라 하는 부모가 별로 없다고 하더라고요.

첫경험의 경우 남자 고등학생들의 경우 고2 여름방학 때까지 경험이 없으면 친구들로부터 속된 말로 바보 취급을 받는 분위기예요. 실제로 고등학교 2학년까지 경험하지 못한 남자애들에 대한 만화나 코믹한 드라마가 있었어요. 유명한 아이돌 스타들도 나오고 평일에 방영하는 인기 드라마여서 저도 재미있게 봤는데요, 고등학생인 남자주인공 4명이 2학년 여름방학인데 첫경험을 못한 것을 코믹하게 묘사한 내용이었어요. 그런 걸 보면 성문화 자체가 우리나라보다 개방적이고 첫경험 시기도 더 빠르지 않나 해요.

고2때가지 경험 없으면 찌질이,
그 대신 성교육은 일찍부터

일본인들은 성에 대해서 개방적일 뿐만 아니라

문란하다는 인식이 있는데 실제로는 어떤가요?

**미카** 한국인보다는 아무래도 개방적이라 생각해요. 아시다시피 성
인 콘텐츠도 많이 유통되고 있으니까요. 변태적이거나 문란하다는
말보다는 솔직하다는 표현이 맞는 것 같아요.

예기치 않은 혼전임신에 대한 대처방식은
우리나라와 많이 다르다면서요?

**미카** 속도위반으로 임신을 했을 경우 우리는 낙태를 먼저 생각하
는데, 그들은 결혼으로 더 연결시키는 것 같아요. 싱글맘이라고 당
당하게 밝히는 분들도 한국보다 훨씬 많구요.

일본에는 성과 관련된 방송 콘텐츠와 출판물이
실제로도 많은가요?

**미카** 섹스에 대해 공중파 오락프로그램에서도 자유롭게 이야기하
는 분위기예요. 다만 섹스라는 단어를 그대로 사용하지 않고 알파
벳 H라고 돌려서 표현해요. H는 여러가지 뜻을 포함하고 있어서
'이런 변태!' 같은 뉘앙스에도 쓰이고 '밝힌다'는 말을 할 때 쓰이기
도 해요. 한국보다 훨씬 노골적인 이야기도 매체에서 합니다. 잡지

같은 데서 '안기고 싶은 연예인 순위' 같은 기사도 실리는데 실제 뜻은 '섹스하고 싶은 연예인'이라는 뜻이죠. 심야방송이나 주부들이 많이 보는 낮 시간대 드라마들 중에는 가슴 노출 정도는 그대로 나오기도 하고요.


## 판타지를 실현하는
## 실험정신과 오픈마인드


재미있는 성인서적 체인점도 있다면서요?


**미카** '빌리지 뱅가드'라는 체인 서점인데요, 여기에 가면 섹스 관련 전문서적 코너가 따로 있어요. 예를 들어 '오늘부터 시작할 수 있는 소프트 SM A to Z'라든가, '그림으로 보는 펠라치오' 같은 책들이 있죠. 외국 서적도 있지만 일본인 저자들도 많고요. DVD 세트 중에는 여성 200명의 성기를 영상으로 담은 작품이 인상적이었어요. 사람마다 얼굴이나 지문이 다르듯이 여성의 성기 모양도 다 다르다는 걸 알려주는 영상물이죠.


일본의 독특한 성문화에는 어떤 것들이 있나요?


**미카** '해프닝 바'라는 건 말 그대로 뭔가 해프닝이 일어나는 바예

요. 관음증, 스와핑이나 쓰리썸 등에 관심 있는 사람들이 찾는 곳
인데요, 다양한 도구와 매트리스 등을 구비해놓았어요. 유명한 블
로거가 자기 부인과 이런 곳에 같이 가서 부인이 여러 명과 즐기는
장면을 사진도 찍고 소개도 하는 글을 올리는 경우도 있어요.

'소프'라는 곳에 가면 직업여성들이 남성의 온몸을 씻겨줘요. 삽입
만 빼고 거의 모든 서비스가 가능하고요. '이미지클럽'은 로리타,
학교 선생님, 보건실 여고생, 비서 같은 복장을 한 여성과 여러 가
지 체험이 가능한 곳이에요.

가장 특이한 건 여고생들이 팬티를 실제로 파는 곳이 있어요. 애네
도 예쁜 애와 안 예쁜 애들에 따라 가격이 다른데요, 확인을 위해서
폴라로이드 사진을 찍고 그 자리에서 바로 팬티를 팔아요. 플라스
틱 캔에 팬티를 넣고 폴라로이드 사진을 캔 위에 붙여놓죠. 대체로
5천 엔 정도, 외모가 예쁘고 아저씨들이 좋아하는 타입이면 1만 엔
이상 올라가죠. 어떤 애들은 자기 진짜 팬티는 벗어주기 싫으니까
값 싼 팬티를 사서 두세 시간 입고 다니다가 그 자리에서 바로 벗
어서 팔기도 해요.


## 가상 캐릭터만 사랑하는
## 은둔형 오타쿠도 많아

일본인들은 한국인들보다 섹스토이를

많이 사용한다고 하죠?

**미카**  실제로 많이 사용해요. 주변에서 구하기도 쉽고 판매점도 많죠. 아예 여성용 딜도만 전문으로 판매하는 가게가 있을 정도로요. 어떤 곳은 남자친구나 남편을 데리고 가면 그 남자의 발기된 모양을 본떠서 딜도를 만들어주는 곳도 있어요.

직접적인 성접촉보다
섹스토이를 많이 사용하는 경우도 있나요?

**미카**  그런 부분도 어느 정도 있어요. 일본인들이 개방적이라고 하지만 실제로는 애인이 아예 없는 젊은 사람들도 요즘엔 많아요. 제가 아는 어떤 남자는 자기가 ‘2D’라며 자조하더군요. 애니메이션에 나오는 여자 캐릭터만 사랑할 줄 알고, 실질적인 ‘3D’ 여자는 사랑할 수 없다고요. 섹스토이 중에 에어펌프로 공기를 넣는 인형도 있는데, 이 인형에 자기가 좋아하는 캐릭터 의상을 입혀놓고 애인 대신으로 삼는 남자들도 적지 않다고 해요.

모텔, 즉 러브호텔 문화는 어떤가요?

**미카**  모텔은 한국도 많이 있지만, 일본의 경우 성인들의 오락 공간으로 즐길 수 있게 특화된 러브호텔이 다양해요. 자동화, 체인화된 곳이 많고 회원제도가 잘 되어 있어요. 적립 포인트로 명품 향수 같은 걸 주기도 하구요. 자동화된 곳에 가면 방 사진을 보고 터치 판넬로 터치해서 자동 안내를 받고, 계산할 때는 현금이나 포인트 카드를 진공관 캡슐에 넣으면 자동으로 계산이 되죠. 객실 내부도 주제별로 다양하게 꾸며놓은 곳이 많아요. 디즈니 캐릭터로만 꾸몄다든지, 온수 풀장이 있다든지, SM플레이를 할 수 있게 도구들이 구비되어 있다든지. 코스튬플레이를 할 수 있도록 의상을 빌려주는 곳도 있는데 카탈로그를 보고 바로 주문할 수 있게 해놨어요.

알면 알수록 재미있기도 하고 우리나라와는 참 많이 다르기도 한 것이 일본 성문화인 것 같습니다. 굉장히 다채롭고 깜짝 놀랄 만큼 개방적이기도 하지만 연애를 전혀 못하는 '2D' 젊은이들도 적지 않다는 것이 참 아이러니하네요. 생생한 경험담 들려주신 미카님 감사합니다.

# 다양한
# 라이프스타일과
# 실용적
# 성교육의

# 미국



·
·

가깝고도 낯선 일본의 성문화에 비해 미국은 어떨까요? 문화 자체가 우리나라와는 많이 다르고 땅도 워낙 넓다 보니 더더욱 막연하게 느껴지기도 하는데요. 미국 거주 경험이 있는 남녀 두 분으로부터 본인들이 직접 보고 겪은 미국 청소년과 성인들의 성문화에 대해 들어보죠.

## 실용적인 청소년 성교육과
## 미혼모 보호가 인상적

저는 고등학교까지 한국에서 다니다가 미국으로 유학을 가서 고등학교 생활을 시작한 케이스예요.

청소년 성문화에 있어서 가장 인상적이었던 것은 학교 성교육이었어요. 우리나라는 성교육 시간이 있다 해도 정자와 난자가 만나서 어쩌고 하는 아주 교과서적인 내용에 그치는데, 미국의 고등학교에서는 성병 예방법, 피임약 복용법, 콘돔 착용 방법 등 좀 더 실용적인 내용을 교육하죠. 콘돔을 항상 휴대하고 다니자는 캠페인을 학교에서도 흔히 펼치구요. 학교 보건실에 가면 항상 콘돔이 비치되어 있어서 누구나 가져갈 수 있어요.

서양에서는 아무래도 청소년들의 첫경험 시기가 빠른 편인데, 14세 정도에 경험하는 애들도 많지만 의외로 혼전순결을 지키는 학생들도 꽤 있어요. 그런데 맨 처음 미국 고등학교에 갔을 때 가장 놀랐던 게, 한 반 30명 정도 중에 5~6명 정도가 출산 경험이 있는 학생들이었어요. 학교에 아이를 봐주는 시설도 따로 있었구요.

10대 출산율이 지역이나 학교마다 차이가 있기는 하겠지만, 아이를 가진다고 해서 학업의 기회를 박탈하거나 손가락질을 하지 않아요. 또 무조건 낙태를 강요하지도 않구요. 제도적으로 미혼모 보호를 많이 해줍니다.

우리나라도 청소년들의 성경험 시기가 점점 낮아지고 있는 추세잖아요. 그에 비해 성교육은 너무 부족하고 출산율보다 낙태율이 높은 것도 문제죠. 이제는 한국도 좀 더 현실적인  성교육을 해주면 좋겠어요.

예현(22세, 여, 미혼, 미국 중부에서 고등학교부터 3년 유학)


## 철저한 성병 예방교육과
## 다양한 라이프스타일

중학교 때 미국에 건너가서 청소년기를 보냈는데요, 청소년 성교육의 경우 우리나라와는 접근방식이 달라요. 한국의 성교육이 지식을 알려주는 정도라면 미국은 성병 예방 차원의 교육이 강화돼 있어요. 중학교 때는 성교육이 생물 수업의 한 부분이고 고등학교 때는 콘돔 씌워보는 실습, 성병 예방 교육 등에 집중이 되죠. 10대 때부터 성경험이 많기 때문에 성인들의 성병 보균율이 많은 편이라 어릴 때부터 교육을 시키는 거죠.

사실 미국인들의 경우 성문화가 굉장히 다양해요. 개방된 사람들은 한없이 개방되어 있지만 청교도들은 한국의 보수적인 사람들보다 더 보수적이죠. 그리고 대부분은 섹스를 생활의 일부로 즐기는 문화이고 섹스를 일정 기간 안 하면 스트레스 받는 문화예요. 우리나라의 벼룩시장 지면 같은 곳에 개인광고를 내서 섹스 상대를 찾는 것도 보편적이구요. 성 콘텐츠도 건전한 것부터 하드코어한 것까지 굉장히 다양합니다. 미국이라는 나라 자체가 옵션이 많은 나라이고 지역에 따라 문화도 굉장히 천차만별이니까요. 방송에서 하는 성상담이나 토크쇼도 상당히 많구요.

한국과 가장 다른 점이라면 미국은 성경험 연령도 빠르지만 18세만 되면 부모에게서 독립을 하는 게 정상인 문화라는 점입니다. 그래서 고등학교 졸업 무렵이면 임신이나 결혼을 하는 사람들도 많아요.

또 우리나라 사람들이 다소 오해하고 있는 것 중 하나가 '섹스파티'라는 문화인데요, 일단 섹스파티라는 말 자체는 한국에서 만든 말이 아닌가 해요. 미국에선 중고등학교 때부터 주말에 여러 친구들끼리 어느 한 집에 모여서 파티를 하는 문화가 있어요. 중학생들도 하고 성인들도 하죠. 파티에 따라 다양한 테마가 있을 뿐이고 파티에서 만난 사람들끼리 즉흥적으로 섹스를 하기도 하는 거죠.

랜디(32세, 남, 기혼, 미국 서부에서 중학교 때부터 거주)

# 성기능향상 전문가 최세혁의 "오르가슴은 생명의 에너지다"

이 자리에 모신 최세혁 소장님(http://www.fb.com/sehyeog, http://blog.naver.com/msism25)은 성기능향상 전문 클리닉을 5년간 운영하면서 2000여 건의 성 트러블 카운슬링과 부부 상담을 해오신 섹스테라피스트이자 성칼럼니스트, 그리고 올바른 성생활을 안내하는 저서 〈섹스테라피〉의 저자입니다. 현재 행복한 성생활을 위한 참섹스특강(조루, 발기부전, 불감증 등에 대한 섹스테라피 교육)을 진행하고 있는 최세혁 소장님 모시고 '섹스도 공부하고 수련해야 잘 할 수 있다'는 주제로 이야기를 들어보죠.

## 평범한 직장인이
## 성 전문가가 된 까닭

저는 지극히 평범한 직장인이었습니다. 대기업에서 오래 근무하며 쳇바퀴 같은 삶을 살고 있었죠. 성에 대해서도 당연히 무지했습니다. 우리나라에서 성은 음습한 곳에 숨어서 즐기는 것이라는 인식이 강하죠. 제가 직장생활을 하던 10년 전에는 지금보다 더했습니다. 저 역시 성에 대해 무지했었고 오래 전 외국 출장을 갔을 때 호기심에 어덜트숍이란 곳을 구경해본 게 전부였습니다.

지금의 길을 걷게 된 계기는 우연찮게 찾아왔습니다. 30대에 직장생활을 하다가 주식에 손을 댔는데 거의 전 재산을 날리고 길거리에 나앉는 신세가 되었죠. 앞으로 무슨 일을 해야 하나 망연자실해 있을 무렵 지인의 권유로 성 관련 사업을 알아보게 되었는데 그로 인해 인생의 전환점을 맞이했습니다. 그래서 부부 성기능향상센터를 열었고, 제대로 사업을 하려면 우선 성에 대한 지식을 깊이 있게 알고 있어야 한다는 걸 알았습니다. 센터에 오는 분들의 상당수가 발기부전이나 불감증 같은 남모를 고민을 갖고 있는 분들이었기 때문이죠.

## 수 년 간의 독학과
## 마스터베이션 훈련

그때부터 밤낮으로 공부를 시작했죠. 섹스란 알면 알수록 공부할 것이 많은 신세계였습니다. 의학서적, 중국 도인술, 인도 카마수트라 등등 수년 간 수많은 전문서적을 공부하는 동시에 수련도 병행했습니다. 그러

면서 그동안 몰랐던 오르가슴의 새로운 세계를 접하게 되었습니다. 공부
는 이론만 안다고 되는 것이 아니라서 독학으로 실전 훈련도 했습니다.
2년간 마스터베이션을 통한 집중 훈련을 거듭하여 섹스테라피를 체험하
고 조루를 극복할 수 있는 방법을 터득하게 되었습니다.

이처럼 이론과 실전을 섭렵하고 나자 좋은 정보들을 많은 분들에게 안내
하고 싶은 욕구가 생겼죠. 숍을 연 지역 중심으로 전화상담과 방문상담
을 받고 인터넷에서도 카운슬링을 해드리면서, 사람들이 호소하는 성에
대한 고민들이 유사하게 반복된다는 것을 발견했습니다. 그런 분들에게
성을 통해 몸과 마음을 치유할 수 있는 섹스테라피 비법을 전달해드리면
서 전문가로 거듭나게 되었습니다.


**성클리닉 운영하며
섹스테라피를 알리다**


사실 섹스코칭과 부부클리닉이 처음부터 잘 되었던 건 아닙니다. 처음에
는 강의 교육으로 시작했지만 한국사회 인식상 교육 받는 것을 망설이는
분들이 많아 섹스코칭을 하는 부부클리닉으로 전환을 했습니다. 그럼에
도 불구하고 부부가 같이 와서 클리닉을 받은 사례는 유감스럽게 단 한
건도 없었습니다.

상담은 받지만 교육까지 받으려는 분들이 없어서 저 또한 굉장히 낙담을
하던 중, 자기 스스로 개선하려는 의지를 갖고 "당신이 느꼈다는 멀티오
르가슴을 나도 느끼게 해달라"고 간청을 하는 40~50대 중년 분들이 있
었습니다. 저는 지식과 기술을 가지고 있으니 못 해드릴 이유가 없었죠.
그래서 뮤직테라피를 접목해 손을 통한 터치 기법으로 성기를 포함한 신

체의 모든 성감을 1시간 정도 자극을 해드리는 섹스테라피 훈련을 시켜
드렸습니다. 그러면 남성이건 여성이건 흐느껴 울 정도로 쾌감을 느끼고
가십니다. 제게 테라피를 받은 분들이 그때부터 입소문을 내주시기 시작
했죠. 사실 제 손이 특별해서가 아니라 단지 사랑하는 마음을 손에 담아
파트너를 진정으로 보듬어주는 법을 알고 모르고의 차이죠.

## 성은 중년과 노년생활에서
## 더욱 중요하다

한 번은 80대 어르신이 클리닉을 찾아오셨습니다. 당시 85세이시던 어
르신이었는데 최근까지 77세 부인과 성생활을 하다가 부인이 손을 들어
버려서 지금은 혼자 해결을 한다며 앞으로 더 나은 성생활을 위해 상담
을 요청하셨습니다. 그 어르신께서 "남자는 눈감을 때까지 성에 대한 욕
구가 있다"고 하시는 말씀을 듣고 제가 깨달은 바가 있었습니다. 성은 젊
은이들의 전유물이 아니며 저 역시 성 전도사로서 죽을 때까지 사명감을
갖고 활동해야겠다고 생각했죠.

성은 젊은 시절의 섹스 행위만 일컫는 것이 아님에도 불구하고 한국인
들은 중년이 지나면서 이 점을 모르고 사는 경우가 많습니다. 50대가
되면서 몸 관리를 전혀 안 하는 분이 많은데, 건강관리가 안 되면 괄약
근이 약해지고 그러다 보니 성기능이 약해져서 조루도 오고  발기도 포
기하는 단계가 옵니다. 오랜 세월 술, 담배를 가까이 하고 운동과 건강
관리를 안 하시는 분들은 50대만 되어도 성생활을 포기합니다. 그건 정
말 불행이죠.

# 오르가슴은 조물주가
# 인간에게 준 가장 큰 선물

조물주가 인간에게 준 가장 큰 쾌감은 오르가슴입니다. 이 오르가슴을 사랑하는 사람과 눈감는 날까지 함께 즐길 수 있는 것이 곧 행복이라 생각합니다. 그렇다면 늦어도 40~50대, 빠르면 20~30대부터 장년 이후의 성생활을 즐기기 위한 자기 성기능 관리를 해야 합니다. 그런데 젊었을 때는 대부분 이런 이야기에 귀 기울이지 않습니다. 그저 손가락으로 상대방에게 성적 쾌감을 주는 데에만 관심 있죠. 하지만 섹스에서 가장 중요한 건 자기 몸 관리이고, 노년이 되어서도 즐거운 성생활을 누릴 수 있도록 자기 몸을 스스로 만들어가는 과정이 필요합니다.

이는 남성과 여성이 마찬가지입니다. 그래서 남성이나 여성이나 성에 대한 공부가 필요합니다. 남성과 여성은 음양의 기가 다를 뿐 기본은 똑같습니다. 흔히 여자는 멀티오르가슴이 가능하고 남자는 단지 사정할 때만 오르가슴을 느낀다고 알고 있지만 남자도 멀티오르가슴이 가능하고 여성의 질오르가슴처럼 전립선에 의한 골반오르가슴을 느끼는 것도 가능합니다.

잘못 알고 있는 성지식뿐만 아니라 잘못된 성생활 습관도 문제입니다. 대부분의 남성들이 어린 시절부터 자위를 하지만 평생 수백 번 이상 자위를 하면서도 사정에 목적을 둔 잘못된 섹스 습관으로 인해 에너지를 방출하기만 하죠. 남성들의 주된 고민 중 하나인 조루도 오르가슴을 원하는 만큼 자유롭게 즐기는 섹스 습관으로 변화시켜주면 자연히 개선됩니다.

## 오르가슴을 전신으로 즐기며
## 생명에너지로 재충전하기

지구상의 대다수의 남성들이 감각기관으로만 성적 자극을 받는 질 낮은 섹스 행위만을 즐기고는 소중한 생명력인 오르가슴에너지를 너무나 쉽게 잃어버리곤 합니다. 사람이 성적으로 흥분해 성기관 활동이 시작되면 자동적으로 성에너지가 생성되고 이것이 오르가슴에너지로 변환됩니다. 그런데 남성이 너무 쉽게 사정을 하면 정액과 함께 오르가슴에너지가 그대로 방출되어 소중한 생명에너지인 정기가 낭비될 뿐입니다. 이때 오르가슴을 전신으로 느끼고 즐길 줄 알아야 정기의 손실 없는 사정이 가능한 것입니다. 즉 사정을 해버리고 끝내는 게 아니라 생명에너지로 재생산하고 재충전하는 것이죠.

성에너지가 생명 재생산의 에너지임을 알면 말초신경 자극이 섹스의 전부가 아니라는 것을 알게 됩니다. 그래서 아무하고나 섹스를 하지 않게 됩니다. 왜냐하면 섹스란 소중한 사람과 교감을 나누는 행위지 질 낮은 쾌감이 아니라는 것을 알게 되기 때문이죠.

이처럼 성에너지의 소중함을 알게 될수록 한 시간이든 두 시간이든 오르가슴으로 에너지가 재충전되고 그러면 조루나 불감증 같은 대부분의 성기능 장애는 얼마든지 치유가 됩니다. 이것이 오르가슴에너지를 통한 치유이자 섹스테라피의 원리입니다.

행복한 성생활을 위해 섹스는 누구라도 배우고 노력해야만 잘 할 수 있는 것인데도 불구하고 아직도 대다수의 사람들은 그렇게 생각하지 않는 것 같습니다. 그런 결과 우리나라는 국민소득 2만불 시대의 IT 강국, 의료강국이고, 고등학생이 대학교에 83%를 진학한다는데 (즉 지적 수준은 세계 최고 수준인데) 아직도 섹스에 대한 인식이나 교육 수준은 낙후한 실정이지요. 섹스교육의 필요성이 대두되는 이유입니다.

다시 한번 강조하지만 누구에게나 성은 소중한 것이기에 배우고 노력해서 자기 것으로 만드는 과정이 필요합니다. 성에 대해 마음을 열고 긍정적으로 받아들인다면 누구나 섹스테라피를 만끽하며 사랑하는 배우자와 나이에 상관없이 에너지 충만한 성생활을 평생 즐길 수 있다는 것을 인식하시기 바랍니다.

# 타오월드협회
# 이여명 회장의
# '멀티오르가슴 깨우기'



타오월드협회의 이여명 회장님은 우리나라에서 최초로 멀티오르가슴을 알린 분입니다. '힐링타오'라는 국제 기공수련단체에서 수련 후, 전통 기공수련과 도가수련의 방중술을 현대화해서 기치료와 장기치료를 통한 힐링요법을 전파하고 있는데요. 다양한 매체에 성 칼럼을 연재하고 여러 방송에 출연했고, 온라인 성교육 사이트인 '타오러브'(www.taolove.net)를 운영하며 멀티오르가슴 기법과 힐링으로서의 성에 대해 지도하고 계시죠. 20세 때 정신세계에 입문하여 30세까지 금욕수행을 한 특이한 이력의 소유자이기도 한 이여명 회장님이 안내하는 멀티오르가슴에 대해 들어보겠습니다.

## 성에너지는
## 영성을 깨우는 에너지

정신수련을 통해 성에너지를 창조적으로 승화시키는 방법을 찾다가 도가수련에 관심을 갖게 되었는데요, 오랜 금욕수련 중 열이 위쪽으로 몰리는 상기증을 해결하고 성 문제를 해결하기 위해 고민하던 차에 '힐링타오'라는 국제적인 기공수련 단체에 관심을 갖게 되었고, 그 단체를 창시한 만탁치아 선생이 쓴 신간을 번역 출간하게 되었습니다. 그 책이 〈멀티오르가슴맨〉이라는 책이었죠. 이 책의 번역과 더불어 힐링타오 수련을 하고 성도인술과 타오러브 교육 지도를 시작했습니다.

당시만 해도 성이라는 건 상당히 폐쇄적이었기 때문에, 부부간의 사랑이나 조화에 대한 인식이 사회적으로 부재하다시피 했습니다. 그래서 이에 대한 성교육이 절실하다는 생각이 들었던 겁니다. 성을 건강하게 영적으로 승화시키자는 것이죠.

그런데 소녀경이나 방중술에 대해 관심 있는 소수의 사람들은 있었어도 현대적인 멀티오르가슴의 개념에 대해서는 알려져 있지 않을 때라 사회적인 이슈가 되었고 관심을 받았죠. 남성들도 사정을 연장하거나 조절해서 오르가슴을 여러 번 느낄 수 있다는 개념이 충격적으로 다가왔던 것이죠. 책을 내자마자 독자들의 반응도 뜨거웠고, 신문이나 잡지에서도 많이 소개되었습니다.

성에너지라는 것은 남녀의 사랑 에너지이자 궁극적으로는 영성을 일깨우는 근본 에너지이기도 합니다. 성에너지를 올바로 이해하면 단순히 욕망을 해소하는 섹스가 아니라 다양한 차원으로 승화시키는 섹스가 필요하다는 것을 깨달을 수 있죠. 성생활을 통해 건강뿐만 아니란 남녀의 사랑, 궁극적으론 영성을 일깨우는 창조적 에너지로 활용할 수 있는 것입니다. 창조적 에너지로서의 멀티오르가슴을 이해하고 개발하기 위해 다음과 같은 팁을 꼭 알아두시기 바랍니다.

[멀티오르가슴 팁1]
## 멀티오르가슴은 에너지 충전이다

사람의 몸은 에너지가 순환이 되어야 하는데 대부분은 태어나면서부터 에너지를 잃는 방향으로 생활하게 됩니다. 그래서 잃어버린 에너지를 회복하기 위해서는 많은 노력이 필요한 거죠.

오랫동안 성생활을 유지하다 보면 남녀가 내적으로 에너지가 일깨워집니다. 에너지를 서로 느끼면서 교환하고 몸으로 순환시키는 거죠. 그런데 말초적인 자극 위주의 섹스로는 일시적인 욕구를 해소 할 수 있지만 에너지 소진이 따릅니다.

에너지가 소진되면 몸이 축나고 남녀의 열정이 오래 갈 수가 없죠. 남성만 섹스시의 사정으로 지치는 것이 아니라, 여성도 말초신경 방전 위주의 오르가슴에 그치면 상당히 지칩니다. 그래서 파트너와의 섹스에 매너리즘을 느끼고 싫증을 내게 됩니다. 대개 섹스를 할 때 남녀가 쾌락을 만끽하고 끝내면 성에너지를 누전시키는 셈입니다. 누전시켜서 에너지 부담만 덜어내는 정도라는 거죠.

그런데 남녀가 1시간 이상 충분히 음양에너지를 교류하고 오르가슴을 만끽하고 충족한 상태에서 사정을 하면 완전 방전이 됩니다. 완전 방전이 되면 이미 성에너지로 몸을 보완한 상태이기 때문에, 사정을 하더라도 신체적으로나 정신적으로 충만해집니다. 전신에 순환된 에너지를 통해서 두뇌, 장기. 세포까지 활성화되기 때문이죠.

멀티오르가슴이라는 것은 단순히 길고 강하게 하는 섹스가 아니라, 오르가슴이 신체 내부에서 심화되고 몸 전체로 확장되는 개념입니다. 장기나 두뇌에 깊은 파장을 일으키는 다른 차원의 오르가슴이죠. 그래서 세포가 하나하나 떨리는 느낌이라고 표현하기도 합니다. 멀티오르가슴을 위해서는 삽입했을 때 상당히 느리게 천천히 움직여야 하고, 심지어 멈추고 있어야 할 때도 많습니다. 이러한 방법으로 멀티오르가슴을 경험하면 몸과 마음이 충전되기 때문에 섹스 후에도 활력이 더해지고 상대에 대한 친밀감이나 열정적인 마음도 계속 유지가 됩니다.

[멀티오르가슴 팁2]
**남성의 전립선 오르가슴 &**
**여성의 자궁 오르가슴 개발하기**

남자들에게는 흔히 귀두에서 느껴지는 오르가슴과 전립선에서 느껴지는 오르가슴이 있는데, 이처럼 전립선도 하나의 성감대 역할을 합니다. 그런데 대부분의 남성들은 전립선이 개발되어 있지 않아요. 그래서 감각을 잘 모르죠. 전립선 마사지, 항문 조이기, 호흡 등의 방법으로 전립선 감각을 일깨우면 남성들도 심오한 오르가슴을 느낄 수 있습니다.

흔히 남성이 사정을 하지 않으면 전립선에 문제가 생긴다고 이야기하는데요, 접이불루의 진짜 의미는 억지로 사정을 참는다는 것이 아니라, 몸에 활력을 주는 방향으로서의 비사정을 말합니다. 그래서 사정을 하고 안 하고 자체가 좋거나 나쁜 것이 아니라, 남녀가 충분히 만족하는 완전 방전의 상태가 되는 것이 중요합니다.

이를 위해서 하는 것이 회음부와 전립선 마사지이죠. 전립선 마사지는 항문에 손가락을 넣어서 직접 마사지하는 방법도 있고 항문 앞쪽의 회음부 부위를 찌르듯이 마사지하여 전립선을 간접적으로 자극하는 방법도 있습니다. 애널을 통해 전립선을 자극하는 훈련을 하면 처음에는 낯설고 기분이 안 좋을 수 있지만 적절하게 자극을 하면 그 감각이 깨어나서 상당히 유쾌한 감각으로 바뀝니다. 뿐만 아니라 전립선 질환을 예방할 수 있죠.

마사지는 손으로 하는 게 좋고, 기구도 수동으로 된 것을 적절하게 조절해서 사용하는 것이 좋습니다.

여성의 경우 음핵오르가슴에서 질오르가슴, 질오르가슴에서 자궁오르가슴으로 나아가는데, 흔히 삽입의 방법을 달리 해서 자궁경부를 자극하는 체위를 만들어 오르가슴을 얻는 것을 자궁오르가슴이라 하고, 음핵오르가슴에 비해서 깊고 신비한 느낌이라고 표현합니다. 자궁오르가슴이 개발이 되면 내적인 오르가슴으로 더 나갈 수가 있는데 과격하고 직접적인 자극은 오히려 통증이나 상처를 유발할 수 있으니 조심해야 합니다. 이때 포인트는 깊이 삽입한 상태에서 골반을 천천히 부드럽게 문지르듯이 자극하라는 겁니다. 또 자극만이 아니라 자궁 호흡이나 난소 호흡, 성근육 수축운동을 통해서 감각을 깨우면 섹스 중에 그 부분을 자극하지 않더라도 오르가슴에 도달할 수 있습니다.

[멀티오르가슴 팁3]
### '옥알'을 활용한 여성의 명기훈련 방법

여성이 나이가 들거나 출산 후 근육이 헐거워지면 부부 성생활에 문제가 되는데, 남성뿐만 아니라 여성 자신의 성감각도 떨어집니다. 이를 개선하기 위한 여성의 성근육 운동은 케겔운동이라 해서 산부인과에서도 권하는 운동입니다.

이 성근육 운동을 위해 제가 직접 개발한 것이 '옥알'입니다. 예전에 사회적 파장을 일으킨 책 〈나도 때론 포르노그라피의 주인공이고 싶다〉의 저자인 탤런트 서갑숙씨로 인해 유명해진 바 있는 옥알은 길이 4cm, 너비 3cm 크기의 옥으로 만든 구슬 형태의 기구입니다. 효과적으로 성근육을 회복시키는 데 도움이 되죠. 원래 궁녀들이 임금의 승은을 입기 위해 수련할 때 사용하던 도구를 응용한 것인데, 여러 가지 재질로 만들 수 있지만 그중 가장 선호되었던 것이 옥입니다. 옥알 다음으로 내부에 스프링을 장착해 진동할 수 있게 한 은방울 제품을 개발했는데 성근육 세포를 자극하여 성 센터를 활성화시키는 데 도움을 줍니다.

옥알을 활용하기 위해서는 질 입구에서부터 질 중간, 질 윗부분, 질 좌우 전후 각 부위를 섬세하게 조이는 훈련이 중요한데 활용 요령은 다음과 같습니다.

1. 손가락으로 음순과 음핵 마사지를 통해 질 분비액이 나오도록 하여 알을 삽입할 수 있는 상태를 만듭니다.
2. 서서 기마자세를 취하거나 편안히 누워서 옥알을 질 속으로 삽입합니다.
3. 질 입구 안쪽 부분을 먼저 수축한 후, 자궁경부 앞쪽 근육을 수축시켜 옥알을 질의 중간으로 밉니다. 여기서 옥알을 상하좌우로 움직이는 수축과 이완 훈련을 합니다. 숨을 들이마시며 강하게 수축하고, 알을 조였다 푸는 훈련을 반복합니다.
4. 옥알을 상하로 움직여봅니다. 질 입구에서 안쪽으로 이동시켰다가 아

래로 내리는 훈련을 반복합니다. 이때 위로 올릴 때는 소변을 끊는 것
처럼, 아래로 내릴 때는 소변을 밀어내는 것처럼 연습합니다.

5. 성기와 회음부 주변을 마사지한 후, 질과 자궁 쪽으로 숨을 들이쉬면
서 성기가 열리고 내쉴 때 성기가 닫힌다고 상상합니다. 성에너지가
몸 전체로 퍼지는 것을 느껴봅니다.

이제는 말할 수 있다

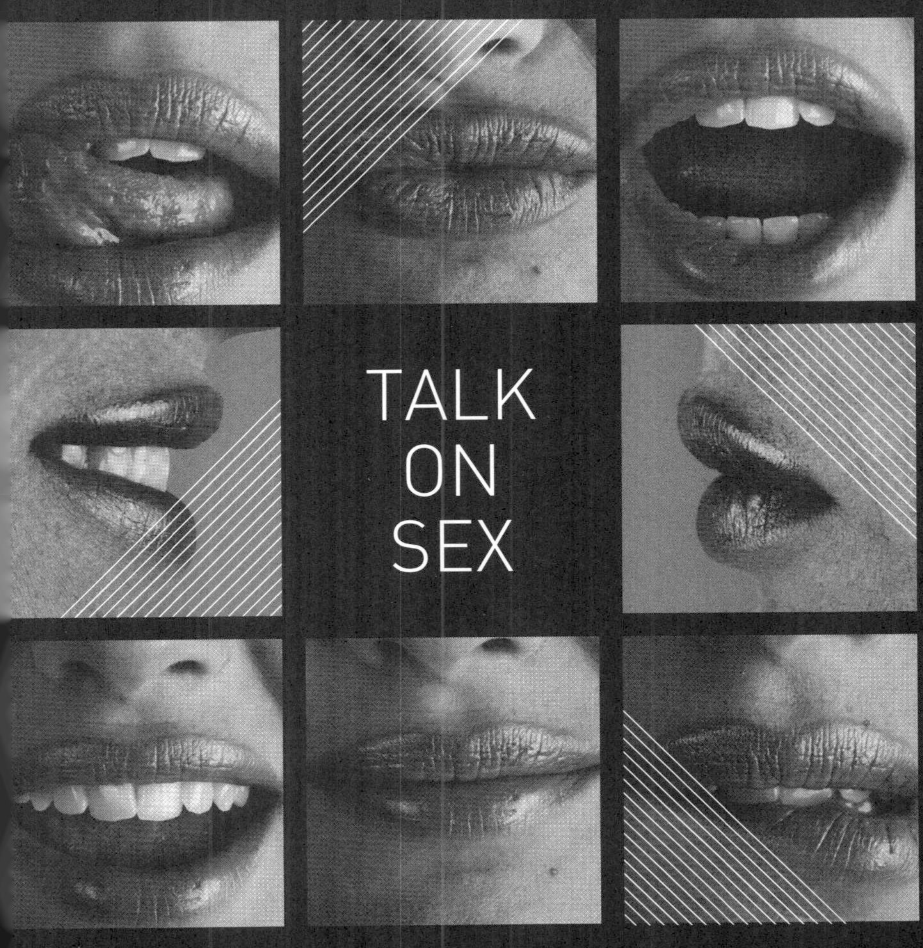

# 선을 넘는 것에 대하여



## '섹파'와 외도에 대한 단상

•
•

애인이 있어도 '섹스파트너'를 따로 만나는 것에 대해 혹은 배우자가 있어도 혼외정사를 하는 것에 대해 여러분은 어떻게 생각하시나요? 과연 사랑과 섹스는 분리 가능한 것일까요? 남자친구가 있지만 섹스파트너로서의 남성을 따로 만나는 여성, 섹스할 때 여자친구와는 못 하는 것을 섹스파트너와 해본다는 남성, 상대방에 대한 소유욕만 갖지 않는다면 유부남 애인도 얼마든지 사귈 수 있다는 여성, 그리고 미혼여성과 관계를 맺었지만 아내에게 들키지 않은 채 만남을 정리했다는 기혼남성, 이렇게 네 남녀의 서로 다른 속마음을 들어봤습니다.

## 남친이 있어도
## 섹스파트너가 필요한 이유

저에겐 사랑하는 남자친구가 있어요. 그리고 남자친구보다 오래 만난 섹스파트너가 있죠. 가끔 만나고 싶을 때만 연락해서 섹스만 하고 그 이상의 감정으로 나아가진 않아요. 물론 처음부터 일부러 그러려고 만난 건 아니었지만 어떻게 하다 보니 이런 관계를 3년 넘게 끌어왔어요. 우리의 관계에 대해 서로 대화도 나눴지만 결론은 하나였죠. 이 상황이 둘 다 편하다고.

섹스파트너와의 섹스는 남자친구와의 섹스와 좀 달라요. 남자친구와는 그날의 감정이나 컨디션에 따라 신경 쓸 것도 많고 내가 원하는 걸 무조건 요구하지 못할 때도 있어요. 하지만 섹파와는 서로 좋아하는 게 뭔지 잘 알고 아는 것만 하면 되니까 편해요. 다른 거 신경 쓸 필요 없이 섹스만 하면 되니까. 무엇보다도 섹스를 잘하고 사이즈도 잘 맞고 몸이 서로 잘 맞으니까요.

지금의 섹파를 언제까지 만나게 될지는 모르겠어요. 언젠가는 끝나겠죠. 섹스가 정말 잘 맞는 남자를 만난다면 섹파를 끊을 수도 있을 것 같아요. 하지만 지금까지 만난 남자친구들은 어딘가 좀 부족했거든요. 그래서 주기적으로 섹파에게 연락을 하게 되더군요.

지연(31세, 여, 미혼)

## 여친과는 못하는 것을
## 섹스파트너와는 할 수 있다

평소 알고 지내던 동생과 우연히 원나잇을 하게 되었어요. 그녀에겐 남자친구가 있었고 저도 그 사실을 알고 있었죠. 원나잇을 한 다음날 서로 조금 어색하긴 했어요. 하지만 그 뒤로 한 번 더 만나고, 또 한 번 더 만나게 되면서 점차 섹스파트너가 되어갔습니다.

그 당시 저 역시 여자친구가 있었어요. 그런데도 섹스파트너를 계속 만났던 건 여자의 몸을 좀 더 알고 싶었는데 여자친구에게는 해보자고 요구하기 어려운 것들이 있었기 때문이에요. 예를 들면 남자가 여자를 애무할 때 손가락을 질 안에 삽입하는 경우가 있잖아요. 제 경우 한동안 지스팟에 빠져있었거든요. 괜한 호기심이 아니라 정말로 섹스를 더 즐겁게 하기 위해 여자 몸을 알고 싶고 연구하고 싶었으니까요. 그런 것들을 여자친구에게는 왠지 이야기할 수 없었지만 섹스파트너하고는 얘기도 할 수 있고 해볼 수도 있었죠.

그때는 섹스를 사랑과 별개로 분리해서 즐길 수 있을 거라고 생각했어요. 하지만 지금 생각해보면 꼭 그렇지는 않은 것 같더군요. 당시 사귀던 여자친구와도 결과적으로 헤어지고 섹스파트너와도 얼마 후 관계가 끝났으니까요.

민철(34세, 남, 미혼)

## 유부남 애인, 소유욕만 자제하면
## 얼마든지 오케이

섹스는 섹스대로 즐길 수 있는 거라고 생각해요. 예를 들어 원나잇
도 되게 쿨하게 생각하는 편이죠. 원나잇의 경우는 제 나름대로 법
칙이 있어요. 원나잇은 말 그대로 원나잇일 뿐이고 하룻밤 만난 상
대방을 다시 만난 필요는 없다는 거죠. 두 번 보고 세 번 보게 되면
은연중에 섹스파트너로 발전할 수도 있겠지만 그런 식으로 관계가
길어지면 피차 애매해질 뿐이거든요. 전 그런 게 싫어요.
유부남과의 연애도 마찬가지예요. 유부남을 만난다고 해서 미혼남
을 만나는 것과 특별히 다를 것은 없다고 생각해요. 그 남자의 가
정에 피해만 안 준다면 둘이서 충분히 애인 관계를 유지할 수 있다
는 게 제 입장이에요. 단, 여자가 상대방 유부남을 지나치게 소유하
려고 하면 그 순간 관계가 깨지겠죠. 그래서 감정 조절이 중요해요.
서로 지킬 것을 지킬 수만 있다면 얼마든지 괜찮아요.

은경(27세, 여, 미혼)

## 미혼 후배와의 외도,
## 아내에게 들키지 않았으니 된 거다

직장 후배인 미혼여성과 1년 가까이 관계를 가졌어요. 미혼녀와의

관계는 결혼 후 처음이었는데 그쪽에서 적극적이었습니다. 처음부터 제가 유부남인 것을 밝혔었고 그쪽도 개의치 않아 했고요.

솔직히 제 연배의 유부남들이 혼외정사를 하는 건 드문 일도 아닙니다. 제 주변에도 열에 네다섯은 있을 정도로 무척 흔하죠. 그래서 저에게도 그런 일이 닥치면 어떨지 막연하게 상상만 했었는데 막상 현실로 닥쳐오니 한동안은 정신을 못 차리고 그 여자에게 빠졌죠. 꼭 섹스가 목적이라기보다는 어느 정도 호감도 있었고 남녀가 섹스를 나누다 보면 그 순간만큼은 사랑스러운 마음이 드는 게 사실이죠.

그렇다고 해서 그 여자를 만나는 동안 아내에게 소홀했다고 생각하진 않아요. 부부관계도 그 전과 거의 달라진 게 없었고 다만 상대 한 명이 더 추가된 것뿐이었죠. 그런데 부부의 사랑과 혼외관계에서의 사랑은 개념이 좀 다른 것 같습니다. 부부의 사랑이란 단순히 육체관계만 의미하는 게 아니고 배려와 이해도 중요한 것이고 혼외관계에서는 상대적으로 육체적인 측면이 더 강조되는 거겠죠.

한 명의 배우자와 오랜 기간 살다 보면 사실 서로 식상해지는 면도 있고요. 섹스의 권태기도 노력으로 극복할 수 있다고 하지만 이론과 현실은 다를 수 있어요. 제 경우는 결혼 후 5년차까지 많이 다퉜는데 그 와중에 서로에게 해서는 안 될 말까지 하면서 심적인 상처가 컸어요. 그런 앙금이 아직도 조금 남아있죠. 그래도 지금의 가정을 평생 유지하긴 하겠지만 때로는 다른 데 눈을 돌리게도 될 것 같아요.

그 후배와는 1년쯤 만나다 헤어졌습니다. 알고 보니 직장 내에서 다른 유부남을 만나더군요. 소위 말해 갈아탄 거죠. 그래서 썩 좋은 감정은 아니지만, 만약 혼외정사의 기회가 또 온다고 했을 때 절대 안 하겠다는 말은 못하겠어요. 배우자에게 들키지만 않으면 큰 문제가 안 된다고 생각하니까요.

철호(43세, 남, 결혼 15년차)

# 의외로
# 건전한

## 성인놀이터
## '관음클럽'

우리나라의 성인남녀들은 놀 데가 참 없고 노는 방법도 참 모른다고 하죠? 술집에 가거나, 클럽에 가거나, 모텔에 가거나. 이 정도에서 크게 벗어나지는 못하는 것 같습니다. 그런데 이 모든 카테고리를 아우르는 파격적인 개념의 클럽이 생겨 사회적인 이슈가 된 적이 있었죠. 소위 '관음클럽'이라고 알려진 회원제 클럽 '클럽디자이어'(clubdesire.co.kr)는 과연 어떤 곳일까요? 언론에서는 그룹섹스를 하는 곳으로 소개가 돼서 화제가 된 바 있는데 실제로는 어떤 곳인지 클럽디자이어 대표님을 모시고 이야기 나눠봤습니다.

Q  실제로 클럽 안에서 섹스가 이루어지는 건가요?


A  실내가 어두운 관계로 일일이 확인은 안 하지만 자유롭다고 보시면 됩니다. 굳이 삽입을 해야 섹스가 이뤄지는 건 아니잖아요? 오신 분들 모두 자유롭게 즐긴다고 보시면 됩니다. 관전하고 노출하는 컨셉으로 보시면 될 것 같아요.


Q  우리나라에는 이런 공간이 상당히 낯설고
    파격적인 느낌이 드는데, 외국에도 이와 유사한
    클럽이나 문화가 있나요?


A  미국은 스윙어클럽이라고 하는 곳이 있는데, 보통 두 가지예요. '스왑'은 파트너를 바꿔 방으로 가는 거고, '스윙'은 같은 장소에서 하는 것입니다. 미국에는 법적으로 허용된 스윙어클럽이 각 주마다 60개 이상씩 있어요. 포털사이트(swinger.net)도 있구요.
하지만 미국도 그런 업소가 처음 등장했을 때 논란이 많았다고 해요. 예전에 부천국제판타스틱영화제에 소개된 〈아메리카70섹스천국〉(원제: American Swing, 2008)이라는 다큐멘터리 영화를 보면 미국에서 1970년대에 자유로운 섹스를 했던 클럽이 생기면서 사회적인 이슈가 되었던 내용이 나와요. 벌써 40년 전 얘기죠.
일본은 잘 아시다시피 '해프닝바'라고 하는 곳들이 1980년대 초부터 활성화되어 있구요.

## 부부와 커플들이
## 긴장감과 판타지를 즐기는 곳

**Q** 일반 술집과 다른 규칙은 어떤 게 있나요?

**A** 회원제로 운영되고 있습니다. 입장하시려면 먼저 홈페이지 회원으로 가입하셔야 되죠. 그리고 일반적인 술집의 경우 손님이 진상을 부릴 경우 손님과 종업원과의 문제가 생길 수 있는데 저희 같은 경우 손님과 손님 사이에 문제가 생길 수 있어요. 그래서 기본적인 매너와 다른 사람들에 대한 예의가 꼭 필요합니다. 심하게 떠든다거나, 주사를 부리거나, 다른 사람들을 손가락질하며 '저기 봐라' 하는 식으로 크게 말하면 곤란하죠. 그런 이유 때문에 목소리를 너무 높이지 않도록 규제하구요. 그리고 자리 이동을 함부로 할 경우 다른 사람들에게 오해를 사거나 불쾌감을 줄 수 있기 때문에 자리 이동도 제한합니다. 카메라에 대한 규제도 있습니다. 내부가 어두워서 사진촬영을 해도 안 나오지만 기본적인 신뢰 문제이기 때문에 입구에서 가방과 소지품을 보관하신 후 입장할 수 있죠. 또 직원의 경우 여직원을 쓰면 오해의 소지가 있을 수 있기 때문에 남자직원만 씁니다.

**Q** 이성 커플만 입장할 수 있다면서요?

A 싱글 남성이 입장을 원할 경우 하루 인원수의 제한이 있고요. 싱글 여성도 입장 가능하지만 되도록 커플 위주로 입장합니다. 외국은 남남 동성 커플도 허용하고 다양한 옵션이 있지만 우리는 제한을 두지 않으면 남자 손님들만 많아질 확률이 높아서요.

Q 이런 클럽을 어떻게 구상하고 오픈하게 되었는지
   론칭 동기가 궁금합니다.

A 섹스는 삶의 한 부분이죠. 그에 비해 한국의 유흥문화가 많이 왜곡되어 있다고 느꼈어요. 남성 위주의 성매매가 주를 이루고 있고 여성들은 대부분 소외되어 있고 성인 커플들이 즐길 수 있는 유흥 공간이 별로 없죠. 성매매 말고 커플들의 놀이터, 성인들이 건전한 유흥을 즐길 수 있는 곳을 만들어보고 싶었어요.

Q 오픈 초기에 언론에서는
   상당히 선정적으로 다뤘는데요?

A 크고 작은 신문사와 방송사 등 언론에서 취재를 했는데 '음란파티', '그룹섹스' 이런 표현들로 묘사가 되었어요. 하지만 경찰청에서도 와서 설명 듣고 보고 나서는 그냥 웃고 나갔어요. 그만큼 과잉으로 이슈화가 되었던 겁니다.
어떻게 보면 클럽디자이어가 문제가 아니라 미디어가 문제인 것 같습니다. 다들 옐로페이퍼가 되어가니까요. 클럽디자이어를 제대로 분석하는 기사를 다루고자 했다면 '왜 우리나라에서는 이것들이 음란하게 다뤄지는가? 외국의 사례는 어떤가?'에 대한 분석이 먼저 나왔을 텐데 선정적으로만 다뤄서 아쉬웠습니다.


## 평범한 사람들의
## 성적 에너지가 더 자극적이다

Q  보통 사람들이 선뜻 가기엔
   쉽진 않을 것 같은데요?


A  누구나 욕구나 호기심은 많은데 이런 유형의 클럽이 익숙하지 않은 측면은 있죠. 남자들의 경우 남자들끼리 술집 가는 건 자연스러운데 부인이나 여자친구를 데리고 이런 곳에 간다는 게 어색할 것이고, 여성들의 경우 더더욱 익숙하지 않을 거예요. 그런데 와보신 분들은 그렇지 않다는 걸 다들 아세요. 손님들도 처음에는 기대감 내지 긴장감을 갖고 오셨다가 막상 와보니 이상한 데가 아니니까 안심하시는 분도 많고 오히려 실망하시는 분들도 있죠. 비용 측면에서도 대단히 비싼 업소라고 오보가 나간 적이 있는데 그렇지 않습니다. 일반회원이면 17만 원 정도에 입장할 수 있고 정회원이 되면 좀 더 저렴하게 이용할 수 있습니다.

Q  손님들은 주로 어떤 분들이 오시고
   반응은 어떤가요?

A  일반인들이 많은데요, 그중에서 전문직이 많은 편입니다. 불륜
커플이 많이 오실 거라고 생각했는데 예상 외로 부부가 많아요. 그
래서 이벤트로 결혼기념일이나 생일을 챙겨드리기도 하죠. 반 이
상이 부부이고 젊은 연인들도 많아요. 평범한 분들이다 보니까 이
분들이 실제로 제일 걱정들을 하시는 게 노출보다 몸매 걱정, 뱃살
걱정일 정도이니 참 재미있죠. 하지만 길거리에 많이 볼 수 있는 섹
시한 업소 아가씨들보다 평범한 일반인들의 모습이 더 자극적이고
매력적인 부분이 있어요.

스윙만 원하시는 분들이 오시면 재미없어 하시는 경우도 있습니
다. 그런 분들은 스윙만 주선하는 클럽이나 호텔을 찾으시죠. 그런
데 저희 클럽디자이어의 경우 스윙만 원하시는 분들보다는 평범한
일반인들이 더 좋아하십니다. 특히 여성 손님들의 경우 기분 좋은
긴장감과 에너지를 느낀다는 말씀들을 많이 하세요. 란제리 차림
으로 앉아있는 경우도 있으니까 타인의 시선을 느끼고 자기 몸에
대해 생각하게 되고 자기 자신에 대해 다시 한 번 생각하게 된다고
말씀하시더라구요.

Q  운영자로서 바램이 있다면?

A 예전에 어떤 책에서 "민주주의는 섹스와 맞닿아 있다."라는 구절을 본 적 있습니다. 그런 것처럼 사회가 오픈되고 의식이 개방될수록 사람들의 욕구는 다양해질 거라고 생각해요. 섹스에 있어서도 더 다양한 체위, 더 다양한 관계를 원하게 되죠. 이제 우리 사회도 타인의 욕구와 취향을 인정하고 열린 시선으로 이해하는 사회가 되었으면 좋겠습니다.

# 너희가

# SM을
# 아느냐?!

흔히 SM이라고 하면 뭔가 변태적이고 폭력적인 성행위를 떠올리는 경우가 많죠. 하지만 제대로 알고 보면 SM은 우리 모두의 성생활 주변에 늘 있어왔던 것이라고 하는데요, 인터넷 SM 동호회 '스타트SMer' 운영자 '까봐'(35세, IT업계 종사자)님을 모시고 SM에 대한 기본 상식과 초심자를 위한 입문 가이드에 대해 들어봤습니다.

*Q  SMer가 된 계기가 있나요?*

A  정확히 언제 어떤 계기로 시작했다기보다는 자연스럽게 알게 되었습니다. 첫경험 후 성관계를 몇 번 하다 보니 '내가 했던 게 알고 보니 SM플이네.'라는 걸 알게 된 거죠. 보통 SM이라고 하면 변태적인 성행위라고 여기고 수갑을 채우거나 채찍으로 때리는 자극적인 것만을 떠올리지만, 평소 누구나 해왔던 것들, 예를 들어 후배위로 할 때 남자가 손으로 여자의 엉덩이를 찰싹 때리는 핸드스팽 같은 것도 SM에 포함됩니다. 여자친구와 섹스 할 때 유두를 손으로 꼬집는다든지, 이빨로 살짝 물어본다든지 하는 것들, 혹은 애널 섹스를 했는데 SM에 대해 알고 나니 '내가 SM을 알게 모르게 해오고 있었구나.' 한 거죠.

## 사실은 누구나
## SM플레이를 해왔다

*Q  사람들이 SM에 관심을 갖게 되는 계기가
따로 있나요?*

A  남성들은 일명 AV라고 하는 동영상을 보고 그게 SM의 전부인 줄 알고 '저런 거 해봐야지.' 하고 상상의 나래를 펼치다가 호기심

에 입문하는 경우가 많은데, 그 점이 가장 안타깝습니다. 그런 것만을 보고 '나도 이런 걸 해 보고 싶으니까 SMer가 되어야지.'라는 생각을 많이 하는데 아무래도 상업적으로 왜곡된 영상들이 많다 보니 실질적인 정보제공과는 동떨어져 있고 많이 변질되어 있습니다. 여성들은 주로 남자친구 때문에 입문하는 분들이 많고요. 남자친구가 성관계시 다양한 것을 시도하자고 했는데 알고 보니 남자친구가 SMer였던 거죠. 그 남자와 헤어지고 나서도 개인적인 관심을 계속 유지하며 SMer로 활동하는 경우가 많습니다.

## Q  왜 많은 사람들이 SM에 대해 오해하고 있을까요?

A  정보를 정확히 알지 못한 채 혼자 상상의 나래를 펴는 분들이 많아서입니다. SM 관련 야동을 접하는 게 주로 일본 동영상을 통해서인데 사실 SM은 일본에서 파생된 게 아닙니다. 서양(프랑스)에서 일본으로 들어가면서 또 많이 변질되었죠. 일본에서 제작된 SM 동영상에서는 지나치게 자극적인 것만을 추구하다보니 수위가 너무 올라간 경우가 많죠. 예를 들어 여성의 온몸을 묶거나 여성의 성기에 물건을 마구 넣고 그런 걸 SM이라고 하는 경우가 있는데 프랑스에서는 그렇게 하지 않아요. 왜곡되고 변질된 동영상만으로 SM을 접한 사람들이 'SM이 원래 저런 거구나. 사람이 어떻게 저런 걸 해?'라며 오해하게 되죠.

Q 그렇다면 SM과 관련해 추천할 만한 자료가 있나요?

A 프랑스 고전영화 〈오의 이야기〉의 경우 원작이 소설작품이에요. 현대작품인 〈새크러터리〉라는 영화도 있고요. 이 두 영화는 SMer들의 교본과도 같은 영화들이라 추천합니다. 일본의 AV로만 접하지 말고 이러한 작품을 접해보면 SM이 어떤 것이며 어떻게 쾌락과 흥분을 추구하는지 알 수 있어서 SM에 대한 편견을 줄이는 데 도움이 될 겁니다.


## 성향은 선택이 아닌 본능, 막연한 짐작은 위험하다

Q '돔'과 '서브'의 성향은 선택인가요, 본능인가요?

A 선택이라기보다 본능적인 성향에 가깝습니다. 그런데 초보자들은 막연히 입문하기도 하죠. 특히 남자 입문자들 중 자기가 멜돔이라고 주장하는 경우가 많은데, 알고 보면 그냥 야동 좀 보고 하다가 막연히 '내가 돔이 되면 재미있겠다'고 느낀 것뿐이죠. 하지만 막연한 느낌만으로 자기 성향을 단정 지으면 위험합니다.

판단하기 제일 쉬운 것으로 안대를 추천합니다. '블라인드'라고 하는데 성관계시 안대를 직접 써 보는 것이죠. 눈을 가렸을 때 편안

하고 안정감이 생기면 '서브'의 성향에 가깝고, 눈을 가리고 했더니 답답하고 미칠 것 같다고 느꼈다면 '돔'의 성향에 가깝다고 할 수 있습니다.

Q  돔이 주인으로서 서브에게 명령하는 건가요?

A  명령이라기보다 합의에 의한 선택이죠. 솔직히 돔이 명령한다고 해도 서브가 안 들으면 그만입니다. 법적인 제재가 있는 것은 아니니까요.

DS 관계를 맺을 때 보통 돔 1명과 서브 1명이 만나 주종관계를 만들고 그 주종관계를 깨기도 하는데 그 선택권이 꼭 돔한테만 있는 건 아니에요. 예를 들어 팸섭이 1명 있고 멜돔이 5명 있으면 누구와 주종관계를 맺을 건지 결정하는 건 서브에요(231쪽 용어 정리 참고). 최종단계의 선택권은 서브한테 있는 거죠. 즉 돔이 무조건 모든 걸 다 정하는 건 아니고 그럴 필요도 없어요.

단, 서브와 조금 다른 '슬레이브'라는 게 있는데, 슬레이브는 사전적 의미 그대로 노예예요. 의사결정이나 선택권이 아예 없죠. 그런 걸 원하는 성향을 가진 사람들도 있어요.


플레이하기 전 수위와
방법을 미리 합의한다

Q  돔과 서브가 만나서 *SM*플을 할 때
　　수위나 방법에 대해서 미리 협의하나요?

A  항상 합니다. 만나서 바로 장소로 이동하는 게 아니라 차를 한
잔 하거나 '오늘은 이런 것을 해 보자.'와 같이 미리 정하기도 하고
플레이의 종류에 대해 이야기하기도 하죠. 예를 들어 욕 플레이를
해도 사람마다 원하는 수위가 다른데, 그런 걸 미리 대화를 통해 합
의를 보지 않으면 기분만 상할 수 있어요.


Q  플레이를 하다가 수위가 심해지거나
　　서브가 다치는 경우는 어떻게 해야 하나요?

A  한쪽이 다치는 것은 개인적으로는 바람직하지 않다고 생각해요.
그런데 예를 들어 스팽을 하는 경우에 있어서도 서브의 입장에서
엉덩이 살이 까질 정도로 굉장히 하드하게 당하는 걸 좋아하는 성
향을 가진 사람도 간혹 있어요.
따라서 좋고 싫다는 표현을 분명히 해야 합니다. 실제로 한 공간에
서 돔과 서브가 플을 시작하면 대개 돔에 의한 위압감이 좀 생기죠.
그러다 보면 서브 본인은 원치 않는데 상대방이 요구하니까 참고
하는 경우도 있습니다.
예를 들어 멜투멜, 팸투팸이 있는데요, 멜투멜은 남성과 남성이, 팸
투팸은 여성과 여성이 플을 하는 거에요. 멜투멜은 보통 스위치 성

향을 가진 분들이 많이들 하는데 경험자들 이야기를 들어보면 멜섭이 좀 위험하다고 합니다. 멜투멜에서 멜돔이 스팽을 할 때 상대가 남자니까 스트레스를 해소하면서 폭력적이 되고, 그럼 멜섭은 '이게 아닌데.' 하다가 맞고 기어 나가는 거죠. 그래서 멜투멜은 잘못 할 경우 아주 위험합니다.

그래서 플을 하고 나서 그날의 느낌을 서로 메일로 주고받는 것이 좋은데, 말로 하기 어려우면 반드시 메일로 의견을 교환해서 '아, 이런 것은 앞으로 하면 안 되겠다, 이렇게 고쳐야겠구나.' 하면서 개선해나가야 합니다.


## SM플레이의 종류는 무궁무진,
## 제대로 알고 하자

*Q  초보자들이 SM플레이를 할 때 주의해야 할 것은 뭐가 있나요?*

A  섹스도 처음에는 천천히 조심해서 하는 것처럼 SM도 마찬가지예요. 할 거면 제대로 알고 해야 하죠. 예를 들어 스팽을 할 때도 컨트롤이 중요합니다. 공부도 하고 경험담도 듣고 상대방과 사전 합의를 해야 하고 굉장히 조심해야 합니다. 또 하나, 미성년자를 데리고 플레이를 하는 건 옳지 않다고 생각하고요.

Q  스팽은 때리는 걸 말하는가요?

A  도구나 손으로 때리는 거죠. 플레이 중에는 소프트플레이와 하드플레이가 있는데 스팽의 경우 신체 자극만 하는 것이 아니라 상처의 위험성도 있기 때문에 하드한 쪽으로 구분합니다. 그러나 구타와는 다릅니다. 따라서 플레이를 하기 전에 상대방과 충분히 대화를 해서 강도와 수위를 정해야 합니다. SM플 중에서도 전문적으로 분류되는 것이 스팽인데, 스팽만 하는 사람들의 동호회도 있고 오직 스팽만 하는 사람들도 있어요. 반면 SMer인데 스팽을 전혀 안 하는 경우도 많구요. SM이라고 해서 때리거나 맞는 걸 다 좋아하는 것이 아니라 종류와 성향이 다양한 거죠.

Q  성관계(삽입) 없이 SM플레이를 할 수도 있나요?

A  가능합니다. 모든 게 선택사항이에요. SM이란 꼭 성관계에 국한되는 게 아니라 돔과 서브가 하는 다양한 종류의 플레이를 뜻한다고 할 수 있습니다.

Q  돔과 서브의 주종관계가 밖에서도 이루어지는
   경우가 있나요?

A  SMer 중에 '생활관리'라는 것을 하는 분들도 있어요. 예를 들어

여성이 다이어트를 하고 싶은데 혼자서는 의지가 약해 잘 안 될 경우 주종관계(DS:돔과 서브)에 있는 상대방에게 관리해 달라고 부탁하는 경우도 있죠.


## 경험 많은 SMer들과
## 충분한 대화를 통해 공부해야

*Q 운영하시는 카페에서 남자회원을 안 받는 이유는?*

A 2개를 운영하는데 한 곳은 남녀가 같이 활동하는 곳이고, 한 곳은 개인적으로 운영하는 블로그로 여성만 가입 가능합니다. 그 이유는 여성보다 남성 비율이 많기 때문에 비율을 맞추기 위해서이기도 하고 무분별하게 가입을 받는 경우 불미스러운 일도 생길 수 있기 때문입니다. 그래서 매달 유령회원 정리를 철저하게 합니다.

*Q 오프모임을 하면 플레이를 한다는 뜻인가요?*

A 오프모임에서 무조건 플레이를 하는 것은 아니에요. 그런 모임도 있지만 우리 모임은 그냥 만나서 맛있는 것 먹고 친분 쌓고 대화를 많이 해요. 대화 주제가 SM일 뿐이죠. 온라인에서 못했던 이야기들을 많이 나누고, 그래서 룸 형태의 장소를 주로 잡습니다. 정

모를 주기적으로 하고 정모를 못할 때는 번개모임으로 대체하기도
합니다.

## Q SM 관련 커뮤니티에서 활동하면 어떤 점이 좋은가요?

A 초보자인데 자기가 돔이라고 성향을 단정하시는 분들이 있어요.
그런데 실제로 플레이를 하려 해도 경험이 없어서 어떻게 해야 하
는지 몰라요. 그런 경우 본인이 돔이라고 해도 서브가 되어 받아보
는 것도 좋아요. 실질적인 플레이를 할 때 어떤 식으로 진행하는지
직접 경험을 해보는 게 도움이 되니까요.

예를 들어 플을 처음에 시작하게 되면 보통 신체검사라는 단계가
있어요. 돔이 서브를 검사하는 건데, 그동안 잘 지냈는지, 혹은 나
와 주종관계인데 다른 사람과 플을 했는지 흔적을 보는 거죠. 그때
서브가 취하는 기본적인 자세가 있는데, 'm 자세'라고 누워서 다리
를 벌리는 거죠. 이게 바로 수치플레이가 될 수도 있구요.

그런데 자료나 글로만 배운 초보자들은 이런 과정을 처음에는 모
르죠. 그래서 처음 접하는 분들에게 먼저 안내를 합니다. "자, 이제
수치플을 할 건데, 수치플 중에서 어떤 걸 할 거예요. 이러이러하게
진행될 거예요."라고 알려드리는 겁니다. 플레이를 하기 전에 대화
로 스토리를 말해주고. 만나서 실질적인 플레이는 안 하고 식사하
면서 대화로도 할 수 있구요.

플레이의 종류도 다양하고, 돔마다 자기 스타일이 있고, 한 가지 플

을 해도 하는 사람에 따라 달라져요. 그래서 글이나 야동으로만 배우려는 사람은 굉장히 위험한 겁니다.

커뮤니티를 선택할 때는 사람마다 자기한테 맞는 커뮤니티가 다를 수 있기 때문에 신중해야 합니다. 단순하게 만남 위주의 커뮤니티도 있고, 정보 제공을 많이 하는 데도 있습니다. 간혹 운영자를 사칭해 여성들에게 안 좋은 의도로 접근하는 사례도 있으므로 주의해야 합니다.

정보 공유를 하고 싶다면 일단 가입을 해서 기존 회원들과 대화를 해보는 것이 좋아요. 제일 중요한 건 글이나 동영상만 보지 말고 경험자들의 경험담을 공유해보는 거니까요.

어떤 분들은 오프라인에서 사람을 만나는 것 자체를 부담스러워해 얼굴 노출도 꺼려하는 분들이 있는데 그런 분들은 활동을 아예 접는 편이 낫다고 생각합니다.

공부할 때도 독학도 좋지만 학원 등에서 공유하면서 배우는 게 더 빠르기도 하고 정확한 지식을 얻을 수도 있잖아요. SM도 마찬가지예요. 용기 있는 사람이 더 즐거운 성생활을 할 수 있다고 생각합니다. 같은 관심사를 가진 사람들과 만나서 저녁 한 끼 먹으면서 대화도 나눌 수 있다는 열린 마음을 가져주셨으면 좋겠어요.


## SM의 목적은 괴롭힘이 아니라 흥분과 쾌락이다

*Q* '까봐'님이 생각하는 *SM*의 의미는 무엇인가요?

*A* SM은 최고의 쾌락이 있는 천국으로 가는 계단이라고 생각합니다.

*Q* *SM* 성향은 누구에게나 다 있다고 생각하나요?

*A* 누구나 관심이 있을 수 있지만 모두가 SMer가 될 수는 없어요. 실제로 본인이 SMer라고 생각하고 커뮤니티 활동을 했는데 이런 저런 경험을 해보니 자기는 그냥 변태적인 성행위를 좋아했을 뿐 SM 성향을 가진 게 아니라는 걸 알고 활동을 접는 분들도 있어요.

*Q* *SM*에 관심은 있는데 어떻게 해야 할지
모르겠다는 분들에게 한 마디 하자면?

*A* 동호회에 가입하는 분들의 대부분이 '내가 잘못된 것 아닌가?' 고민하고 부끄러워합니다. 그런데 알고 보면 대다수의 사람들이 성관계를 하며 해왔던 것 중에 SM플레이였던 것도 많죠. 제대로 정보를 알아보고 공부도 해본다면 의외로 많이들 공감하실 거라고 생각합니다.

*Q* *SMer*가 아닌 일반인들이 연인과의 성관계에서 활용할
수 있는 팁이 있다면?

A 제일 기본적인 게 안대를 써보는 거예요. 보이지 않는 상태에서 섹스를 하면 불안감과 기대감이 생기고, 이것이 쾌감을 증폭시킵니다. 침대에 팔다리를 묶어보는 방법도 있고 얼음을 활용하는 것도 좋습니다. 애널섹스도 SM플레이의 하나예요. 단, 일반인이 그냥 하는 것과 SMer가 하는 애널섹스는 차이가 있어요. SMer들은 애널섹스를 할 때 관장 같은 사전작업을 합니다.

[초짜를 위한 상식]
## SM 초간단 용어정리

SM : 새디스트(가학적 성향)+마조히스트(피학적 성향).

SMer : SM 플레이를 즐기는 성적 성향을 가진 사람.

돔 : 새디즘 성향을 갖고 서브를 통제하는 사람.

서브(섭) : 마조히즘 성향을 갖고 돔에게 통제받는 사람.

DS : 돔과 서브, 즉 주종관계.

멜돔, 멜섭, 팸돔, 팸섭 : 남자를 '멜'(male), 여자를 '팸'(female)이라 지칭. (예:멜돔은 남자 돔, 팸섭은 여자 서브를 뜻함)

마스터와 슬레이브 : 돔과 서브의 관계 중에서도 정신적 소유욕과 결정권까지 갖는 경우.

스위치 : 돔과 서브의 성향을 같이 갖고 있는 경우. 상대가 돔이면 내가 서브가 되기도 하고, 상대가 서브면 내가 돔이 되기도 함.

본디지 : 가장 흔하고 대표적인 SM플레이 중 하나로 끈으로 결박하거나 묶어놓는 것.

스팽 : 도구나 손으로 때리는 플레이. 손으로 때리는 경우 '핸드스팽'이라 함.

수치플레이 : 주종관계에서 돔이 섭에게 수치심을 주는 플레이. 욕플(욕설을 하는 플레이), 쉐이빙(제모. 일반적으로 남성이 여성 신체의 털을 제모하는 것), 낙서플(낙서 플레이:여성의 주요 부위에 수치스러운 문구를 적는 것), 애니멀플레이(애완동물 흉내를 내는 것), 관장 등이 있다. 야노(야외노출)도 스릴과 흥분을 추구한다는 점에서 수치플레이에 포함된다.

골든플레이 : 소변을 사용한 플레이.

바닐라 : SM 성향이 없는 일반인.

# 일찌감치 깨달은 SM성향, '서브'로서의 안정감이 좋다

이 자리에 모신 '미도리'(25세, 여)님은 SM 성향 중에 '팸섭' 즉 여성이자 서브의 성향을 가진 SMer입니다. 사회적인 오해와 주변의 편견을 극복해야 한다는 점에서 SMer도 어찌 보면 성소수자라 할 수 있겠는데요, 실제 SMer로서 자신의 성향을 어떻게 발견했고 어떤 성생활을 하고 있는지 이야기를 들어봤습니다.

Q  본인이 *SMer*라는 걸 알게 된 시기와 계기는요?

A 알게 된 건 16살 때, 남동생이 보던 야동이 SM 쪽이었는데 이런 게 있구나 생각만 하다가 17살 때 인터넷 카페를 찾았습니다. 사람들과 얘기를 나눠보려고요.

Q  동영상을 보고 하고 싶다는 욕구가
   생겼다는 뜻인가요?

A 처음에는 재미있겠다는 호기심 정도였어요. 제가 이상한 사람인가 하고 많이 궁금했어요. 혼자 끙끙대다가 관련 사이트가 있는지 찾아봤더니 있더라고요. 용어들도 알아보고 하다 보니 실제로 해보고 싶었어요.

Q  본인의 성향을 처음부터 알게 됐나요?

A 처음엔 좀 헷갈렸어요. 경험자들 얘기로는 처음부터 성향을 정하는 것보다는 일단 스위치를 해보고 자기 성향을 판단해보라고 해서 스위치를 해보니 제 성향이 서브더라구요.

Q  그럼 첫경험 직후부터 성관계시 *SM*을
   했다는 건가요?

A 네. 좀 이른 편이죠. 첫경험하고 얼마 안 돼서 SMer가 됐으니까요. 보통은 첫경험 후 한참 후에 입문하는 경우가 많아요.

Q 어떻게 보면 SMer가 아니었던 시기가
별로 없었잖아요. SMer로서가 아닌 평범한
성생활을 할 수도 있었을 텐데 아쉬움은 없나요?

A 전혀 없어요. 바닐라(일반인)였다면 어땠을까 하는 생각을 가끔 해본 적은 있지만 별로 아쉬움은 없어요. 제가 SMer라는 데 만족하고 있어요.


## SM은 비정상이 아니라 성향일 뿐이다

Q SMer라고 밝혔다가 오해를 받은 적도 있었다구요?

A 친한 동생한테 커밍아웃을 했는데 신고를 한다는 등 미쳤냐는 등 난리를 치기에 이젠 안 한다고 거짓말을 했죠. 가까운 친구도 어느 정도 이해는 해줬지만 공감은 못한다고 하더라구요. 아직까지 사회적인 편견이 많아요. 정신병자라고 여기기도 하고요.

*Q* 섹스파트너와 *DS*,
그리고 연애 *DS*의 차이점은 뭔가요?

A 일반인들이 섹스만을 위해 만나는 파트너를 섹스파트너라고 하는데, SMer들은 플레이파트너라고 해서 플레이를 하고 싶을 때만 서로 시간 맞춰 만나고 끝나는 경우도 있어요.

DS는 일회성이 아니라 계속 지속되는 관계를 뜻해요. 반면 연애 DS는 평소에는 연애관계로 지내면서 플레이 때만 DS관계가 되죠. 그래서 DS와 연애DS는 조금 달라요.

*Q* 그럼 *DS*라고 하더라도 연인관계는 아닌 거죠?

A 그렇죠. 하지만 오로지 섹스나 플레이만을 위해 만난다고 볼 수는 없어요. 왜냐하면 플레이만 좋아서 만난다기보다 플레이 말고도 서로 발전할 수 있는 관계가 될 수 있어요. 그래서 DS끼리는 연인이 아니더라도 돈독한 관계가 될 수도 있어요. 남들이 보기엔 무섭다고 볼 수도 있지만요.

*Q* 기억나는 에피소드가 있다면?

A 처음엔 '주인님'이라는 호칭이 잘 안 나오는데요. 한번은 차타고 놀러가는 길에 휴게소 슈퍼에 들러서 이것저것 고르는데 주위를

둘러보니 안 계셔서 "주인님!"이라고 큰 소리로 불렀다가 차에 타자마자 혼난 적 있어요.

## Q 주로 어떤 SM플레이를 했는지?

A 스팽이랑 야외노출, 도그플레이를 많이 해요. 도그플레이는 목에 줄을 걸기도 하고 짖는 흉내도 내고 밥을 입으로만 먹기도 하는 것이죠. 그 외에도 풋(Foot)이라는 게 있는데 돔이 앉아있거나 누워 있을 때 서브가 무릎을 꿇고 핥거나 빠는 거예요. 저는 골든 플레이도 좋아해요. 오줌을 싸거나 맞거나 드링킹을 하기도 하는데 더티 플레이로 분류되죠.


## SM적인 요소가 없는
## 섹스는 시시하다

## Q 그럼 SM적인 요소가 없는 섹스는 만족하지 못하나요?

A 네, 재미없어요. 돔과 서브의 관계를 설정하지 않으면 시시해요. 동등한 관계라는 것도 그렇고 섹스만 하는 것보다는 여러 가지 플레이를 하는 게 좋아요. SM은 한 가지만 하고 끝내는 경우가 없어요. 그래서 빠져나오기 힘든 중독성이 있어요. 솔직히 SMer가 되고

나서는 바닐라(일반인)한테 매력을 못 느껴요. 솔직하게 얘기를 못
하니까 답답하고요.

## Q  서브로서의 심리를 설명한다면?

A  제 경우엔 심리적 안정감이에요. 일반인들은 이해하기 어려울
수도 있겠지만, 어떤 사람을 만나느냐에 따라 플레이할 때의 기분
도 달라요. 좋아하는 사람을 만나서 DS를 맺으면 거기에서 안정감
을 느껴요. 제가 좋아하는 돔과의 관계 안에서 플레이를 하면 내가
진짜 이 사람의 서브구나 하는 안정감이 있어서 좋은 거죠. 굳이 플
레이보다는 관계를 오래 지속하고 싶어서 만나는 사람도 있어요.
그런 사람에게서 관심을 받고 싶은 거죠, 심리적으로.

# 남자를 사랑하는

# 남자

연예인 홍석천씨의 커밍아웃 이후 동성애에 대한 사회적 분위기도 조금씩은 변화되고 있는 것이 아닐까 하는데요, 그럼에도 불구하고 우리나라는 아직까지 성에 대해 보수적이고 폐쇄적인 경향이 있어서 성소수자들의 어려움이 많다고 합니다. 본인을 게이라고 밝힌 '밀크'님(22세, 남)과 '케이'님(25세, 남)으로부터 게이들의 성과 사랑에 대한 현실적인 이야기를 들어봤습니다.

Q  자신의 성적 취향을 알게 된 시기와
   첫경험이 궁금합니다.


**밀크**  초등학교 때부터 막연히 알았어요. 여자보다 남자 사진을 보면 좋았죠. 5학년 때 남자 사진을 보며 자위를 했어요. 남자 사진을 보면 발기가 되는데 여자 사진에서는 전혀 성적 매력을 못 느꼈죠. 보통 주변의 게이 분들은 자신의 정체성을 깨달을 때 혼란을 많이 겪는데 제 경우는 그냥 자연스럽게 넘어갔어요. 그러다 첫경험을 고등학교 1학년 때 게이 커뮤니티에서 만난 30대 분과 하게 됐죠.

**케이**  제 경우엔 알게 된 계기가 좀 특이해요. 12살 때 아는 분을 통해 게이 업소에 가게 되었습니다. 거기서 누군가가 내 손을 잡아주고 예쁘다고 볼을 만져주는 그 느낌이 좋았어요. '아, 내가 좀 다르구나.' 하는 걸 그때 느꼈죠. 처음에는 제가 미친놈인 줄 알았어요. 또래와 달리 예쁜 여자보다 남자한테 더 눈이 갔으니까요.

그러다 17살 때 첫경험을 하면서 확신했죠. 고등학교를 기숙사 학교를 나왔는데, 단체 샤워장에서 샤워를 하고 있을 때 남자선배가 문을 잠그고 들어왔어요. 항문에 비눗물을 묻히고 거의 반 강제적으로 관계를 갖게 됐죠. 불쾌하게 느꼈으면 성폭력이었을 텐데 전 그게 좋았고 즐거웠어요.


Q  부모님이나 주변 분들에게 커밍아웃을 하셨는지요?
   반응은 어땠어요?

**밀크** 허물없이 지내는 친한 누나 1명에게만 했어요. 혹시나 말했다가 관계가 틀어지면 어쩌나 걱정했는데 그냥 받아주더라구요. 부모님에게는 아직 말씀드리지 못했구요.

**케이** 친구들에게 얘기하자 "어쩐지 그럴 것 같더라."는 반응 외에는 큰 갈등은 없었어요.

부모님한테는 직접 말씀드린 게 아니라 집에서 제 컴퓨터에 있는 사진을 보시다가 우연히 아시게 됐어요. 아무래도 충격이 크셨죠. "집에서 나가라, 넌 내 자식이 아니다."라고 하셨어요. "저 사실은 여자보다는 남자가 더 좋아요."라고 부모님께 당당하게 말씀드렸지만 지금도 "네가 아직 어리니까 그럴 수 있다. 나이를 먹으면 괜찮아지겠지."라고 생각하십니다.

## Q  자신의 성정체성을 인정한 후 어려움이라든가 에피소드가 있다면?

**케이** 저는 제가 게이라는 것을 당당하게 밝히는 편입니다. 사람마다 반응은 다르지만 대놓고 혐오감을 표하는 사람들도 많아요. '더럽다', '역겹다', '너 같은 놈이 사람이냐'라는 말들도 실제로 들어봤죠. 한국 사회에서는 아직까지 이해하지 못하는 사람이 많아요. 그래서 제 주변의 게이들도 스스로에 대한 죄책감보다는 주변의 시선에 더 영향을 많이 받죠. 입에 담기 힘든 말들도 많이 듣고 그런 부분에서 상처를 많이 받습니다. 견디지 못하고 자살 기도를 하는 분들도 있습니다.

**밀크** 예전에 친하게 지냈던 누나가 있었는데 스스럼없이 만나곤
했어요. 제가 게이라는 것을 밝히기 전이었죠. 그런데 그 누나가 저
에게 이성으로 관심이 있었던 거예요. 그래서 그 마음을 안 다음부
터는 일부러 멀어지려 노력했어요. 상처가 될 수 있거든요. 여자인
친구들과 편안하게 잘 만나다가 본의 아니게 오해를 사는 경우도
종종 있더군요.

## Q  게이들의 성생활은 어떻게 이루어지는지 궁금합니다.

**케이** 키스나 애무에 있어서 이성애자들의 섹스와 크게 다를 건 없
어요. 다만 남자 역할을 하는 '탑'이 있고 여성 역할을 하는 '바텀'이
있고 두 역할을 모두 하는 '올'이 있죠. 탑과 바텀의 역할이 구분되
어서 애널섹스를 하고, 올과 올이 만났을 경우엔 탑과 바텀을 번갈
아 할 수도 있죠. 셋이 할 경우 올이 가운데 있고 바텀이 가장 아래,
탑이 가장 뒤에서 하구요. 애널섹스로 삽입을 하고 사정을 할 때 상
대방의 페니스를 잡고 할 수 있다는 게 조금 다른 점이겠죠. 하지만
동성애자라도 삽입섹스를 전혀 하지 않는 사람들도 있습니다.

**밀크** 일반인들이 상대방에 대한 배려와 교감을 중요시하는 것처럼
저 역시 상대를 배려하지 않는 섹스는 즐겁지 않아요. 씻지도 않고
막 덮친다든가 애무도 없이 오로지 삽입만을 목적으로 하는 경우
죠. 사랑하는 사람과의 로맨스를 꿈꾸는 것도 일반인들과 다를 바

없습니다. 언젠가 좋아하는 사람이 생겨서 동거를 하게 되면 아침마다 같이 눈 뜨고 키스를 나누는 장면을 꿈꾸기도 해요.

## Q  게이라 하면 성적으로 문란할 것이라는 편견이 많죠?

**케이**  편견이 심하죠. 예를 들어 게이들은 에이즈에 많이 걸린다고 생각하잖아요. 그런데 에이즈가 애널섹스를 통해 감염된다고 하는데, 게이들의 경우 애널섹스의 방법을 정확히 알고 합니다. 오히려 일반인들이 애널섹스에 대해 잘 모르고 하다가 다치는 경우가 많죠. 통계적으로도 동성애자보다 일반 분의 에이즈 감염률이 더 높습니다. 게이들은 정기적으로 검사도 받고 자기관리를 철저히 하죠.
그리고 성적으로 게이들은 문란할 것이라고 하지만 그렇지 않아요. 일반인들도 성에 개방적인 분도 있고 보수적인 분도 있듯이 게이들도 사람 나름이죠. 애널섹스를 아예 안 하는 사람도 있고, 파트너 외에는 눈을 안 돌리는 사람들도 많습니다.

**밀크**  동성애 때문에 에이즈에 걸린다는 것은 틀린 말이죠. 애널섹스의 경우에도 게이들은 콘돔을 사용하기 때문에 안전하게 합니다. 저 같은 경우도 에이즈 검사와 성병 검사를 주기적으로 하는데요, 어찌 보면 성병 검사를 전혀 안 하는 대부분의 일반인들보다 철저히 관리하는 셈이죠. 성적으로 문란한 사람이 있는 것은 이성애자도 마찬가지라고 생각해요.

Q  게이들의 유흥문화는 어떤가요?

**케이**  일반 분들하고 별반 차이가 없습니다. 바에 가서 술 먹고 클럽 가고 하죠. 다만 남자종업원이 남자를 접대하는 룸살롱이나 게이들끼리 가는 술집은 있어요. 놀이문화 중에 조금 다른 것으로는 남성 전용 사우나가 있는데요, 어두운 공간 안에 칸막이가 있고 수면실이나 샤워실 등이 갖춰져 있어요. 그 안에서 서로 얼굴이 보이지 않는 상태에서 몸을 스친다든가 했을 때 느낌이 통하면 그 사람과 성관계를 할 수도 있죠. 〈후회하지 않아〉라는 영화에 보면 이런 '찜방' 문화가 나옵니다.

**밀크**  이성애자들도 서로 느낌이 통하면 모텔에 가서 성관계를 하잖아요. 그런데 게이의 경우 남자 둘이 모텔에 나란히 들어가는 게 좀 불편하더라구요. 그래서 카운터에서 당황한 적도 있고 따로따로 시간차를 두고 들어간 적도 있어요.

Q  영화나 드라마 같은 대중매체에서
   게이를 다루는 방식에 대해 어떻게 생각하세요?

**케이**  좋은 부분보다 안 좋은 부분이 많은 것 같습니다. 다뤄지는 방식 자체가 '금단'이라는 쪽으로 어필이 많이 되고 있어요. 이성애의 경우에 남녀의 불륜은 도덕적으로 금기시되는 부분이잖아요? 그런데 게이를 다룰 때도 마치 불륜을 다루는 느낌이라고 할까요? 그래서 반감을 갖게 될 때가 많아요.

**밀크** 그래도 저는 자연스럽게 대중문화에서 나타나는 게 좋다고
생각해요. 그래야 대중들도 게이에 대해 접하게 되니까요. 내 가족
중에도 게이가 있을 수 있다는 것을 알고, 그럴 때 어떻게 받아들일
것이냐에 대해 고민할 수 있는 기회가 있어야 한다고 생각해요. 다
만 대중매체에서 표현되는 게이들이 비주얼적으로 너무 잘생겼다
는 점은 좀 불만이에요. 실제로는 못 생긴 사람, 배 나온 사람, 아저
씨 스타일 등등 다양한 타입이 있거든요.


Q  게이를 바라보는 우리 사회의 시선에 대해
   한 마디 해주신다면?


**밀크** 예전에 인사동에서 게이 프리허그라는 팻말을 들고 프리허그
를 시도한 분이 있었는데, 스스럼없이 가서 안아주는 사람들도 있
었지만 우리나라 사람들보다는 외국인이 많았다고 하더군요. 게이
도 우리 주변의 평범한 사람들이라는 것을 받아들이는 문화가 되
었으면 좋겠습니다.

**케이** 게이라고 해서 일반인과 다를 건 없어요. 혹시라도 주변에 '나
동성애자야'라고 밝힌 분이 있다면 멸시하거나 경멸하기보다는 편
한 친구로, 똑같은 사람으로 대해주셨으면 합니다.

# 동성애 관련 용어정리

**게이** : 남성 동성애자. 외국에서는 레즈비언도 포함해서 게이라고 부르기도 함.

**레즈비언** : 여성 동성애자.

**스트레이트=일반** : 보통 이성애자.

**이반** : 우리나라 게이 커뮤니티에서 만든 말로 일반인(이성애자)들과 다르다는 의미에서 동성애자를 지칭함.

**바이섹슈얼(양성애자)** : 이성애와 동성애 성향을 모두 갖고 있는 사람.

**퀴어** : 게이, 레즈비언, 트랜스젠더 등 성소수자를 아우르는 용어.

**LGBT** : 레즈비언의 L, 게이의 G, 바이섹슈얼의 B, 트랜스젠더의 T를 총칭한 말.

**박** : 동성애자들의 은어. 애널섹스. (ex:박 탈까?)

**탑** : 동성애 관계에서 남성적이고 주도적인 역할을 하고 성관계시 삽입을 하는 사람.

**바텀** : 동성애 관계에서 여성적이고 수동적인 역할을 하고 성관계시 삽입을 받는 사람.

올 : 동성애 관계에서 남성과 여성의 역할을 다 하는 사람.

트랜스섹슈얼 : 육체적 성과 정신적 성정체성이 일치하지 않는 사람.

트랜스젠더 : 생물학적 성이 남성이지만 자신의 성을 여성으로 정체화하거나, 생물학적 성이 여성이지만 자신의 성을 남성으로 정체화한 경우 혹은 이로 인해 외과적 수술로 외형적인 성을 전환한 성전환자.

크로스드레서 crossdresser(CD) : 이성복장선호자. 취미로 이성의 복장을 하는 것을 즐기며 성정체성은 이성애자 남성인 경우가 많음.

드랙 퀸 drag queen : 여성의 복장을 하는 것을 즐기는 남성. 성전환의 의미에서 여성이 되고 싶어서 여성의 옷을 입는 것이 아니라, 여장 자체를 즐거운 놀이나 예술로 여기는 사람들.

커밍아웃 : '벽장 속에서 나오다'(come out of the closet)의 줄임말로 자신의 성적 정체성을 인정하고 타인에게 드러내는 것.

아우팅 : 자신의 성적 정체성이 자신의 의사와 상관없이 타인에 의해 밝혀지는 것.

# 자궁섹스전문가
# 하늘사랑



## "천상의 섹스,
## 자궁섹스의 세계"

오늘은 대부분의 사람들이 들어본 적도 없는 '자궁섹스'라는 것을 10 여년 동안 연구하고 발전시켜 현재 자궁닷컴(www.zagung.com)이라는 자궁섹스 커뮤니티를 운영하고 계시는 하늘사랑님 모시고 천상의 섹스라고도 불리는 자궁섹스에 대해서 이야기해 보겠습니다.

### 우선 자궁섹스가 뭔가요?

**하늘사랑** 자궁섹스의 유래는 소녀경에 있는 "자궁으로 삽입"이라는 문구에서부터 시작됩니다. 기존의 섹스는 페니스(penis)를 여성의 질 속에 삽입하여 행해지는 '질섹스(vagina sex)'인데 이와 달리 페니스를 여성의 자궁에 삽입하여 행해지는 섹스가 바로 '자궁섹스(uterus sex)'라고 할 수 있으며 질섹스와 자궁섹스의 차이는 그 느낌이나 오르가슴

(orgasm) 기타 모든 면에 있어서 그야말로 하늘과 땅만큼이나 큽니다. 그래서 자궁섹스를 달리 하늘섹스라고도 부르고 있습니다. "극락주머니"라고 불리는 자궁이야말로 제1의 성감대인데 이를 포기하고 주변을 겉돌면 즐거워야할 섹스가 의무방어전이 되어 버립니다. 명기가 따로 있는 것이 아니라 자궁이 있는 여성은 모두 명기라는 것을 자궁섹스를 체험하는 순간 깨닫게 됩니다.

## 자궁섹스는 위험하다는 의견이 우세한 것으로 알고 있는데요. 그게 정말 가능한 건가요?

**하늘사랑**　네, 가능합니다. 자궁섹스가 일본의 산부인과 의사 나라바야시 야스이에 의해서 처음으로 우리나라에 소개된 이후 20년이 넘었지만 우리나라 전문가들 사이에서는 자궁섹스가 가능하다는 견해보다는 불가능하다는 견해가 더 많습니다. 심지어는 자궁섹스가 사기라는 얘기까지 하고 있는 실정입니다.

자궁에 삽입된 것이 아니라 질과 자궁경부가 만나는 부분, 즉 A-스팟을 자극한 것일 뿐이라는 전문가도 있고 질원개에 빠졌을 뿐이라고도 주장합니다. 또 해부학적으로 볼 때 페니스가 닿을 수가 없는 거리에 자궁이 있으니 절대로 삽입을 할 수 없고, 대물(大物)만 가능할 거라고 하는 전문가도 있고요. 여성이 부끄러운 치부를 드러내고 긴장하고 있을 수밖에 없는 상황이기 때문에 자궁은 열리지 않고 그래서 삽입이 절대 불가능하다고 주장하는 전문가도 있습니다.

자궁섹스는 자신이 직접 체험을 해보면 쉽게 알 수 있지만 시체해부학이나 운운하고 관찰자의 입장에서만 얘기한다면 그 진실을 알게 되는 데는 많은 시간이 걸릴 것입니다. 지동설이 객관적 진리로 인정받기 전에는 갈릴레오 한 사람의 주관에 불과했지만 지금은 누구나 지동설을 인정하게 되었듯이, 이제는 전문가들 중에도 자궁섹스의 진실을 아는 사람들이 점점 늘어가고 있고, 언젠가 부부라면 필수적으로 알아야 할 정보가 될 것이라고 확신합니다.

제가 운영하는 자궁닷컴(zagung.com)에 들어가면 자궁 입궁이 가능한 근거 7가지를 제시하고 있으니 참고하시기 바랍니다.

1. 자궁까지의 거리가 너무 멀어서 닿을 수 없다는 견해에 대하여
2. 자궁에 절대로 들어갈 수 없다는 견해에 대하여
3. 자궁섹스가 가능하다고 보는 전문가의 견해
4. 손가락 입궁 체험기
5. 생리 때의 입궁 체험기
6. 자궁내막의 느낌
7. 경험자들의 증언

## 자궁섹스를 하게 된 계기는?

**하늘사랑**  저는 원래 지적 호기심이 굉장히 많았고 여성들에 대한 각종 정보를 매체에서 많이 접했습니다. 그러다가 일본의 의학박사 나라바야시 야스이가 쓴 〈베스트 러브〉라는 책의 일부분에 언급되어 있는 자궁섹스(페니스와 자궁의 만남)의 방법을 알게 되었지만 직접 실천해 보기까지는 그 후 몇 년이 흐르고 난 뒤였습니다.

결혼 후 3년간은 다른 사람들 모두가 행하고 있는 질섹스(페니스와 질의 만남)를 해야만 했고 전립선염 증상과 1~2분을 넘지 못하는 조루 증상이 있었던 저는 여자를 오르가슴으로 이끌기 위해서는 정말 각고의 노력

을 해야만 했습니다.

그러나 아무리 테크닉을 많이 안다고 해도 성공률은 조루 증상이 있었던 탓에 그 날의 컨디션에 많이 좌우되었고 아마도 30%도 되지 않았던 것 같습니다.

그러다가 제가 아내에게 자궁섹스에 대해 소개를 하고 동의를 구한 후 자궁섹스를 시도하게 되었습니다. 몇 번의 실패를 거듭했지만 설마 일본의 의학박사 나라바야시 야스이가 되지도 않는 것을 된다고 했을까 하는 생각에 포기하지 않았던 것이고 한 번 성공하자 그 다음부터는 질섹스는 다시 하고 싶지가 않았습니다. 그래서 자궁으로 가지 않고 질원개로 들어가면 중단해버렸고 그러다가 자궁섹스의 달인이 되었습니다.

## 자궁섹스가 여자를 다치게 하는 거 아닌가요?

**하늘사랑** 저 같은 경우 자궁섹스를 20년 이상 경험했고 아무 문제없었습니다. 몇 년 전에 와이프가 산부인과에 간 적이 있는데 자궁 상태가 매우 깨끗하다는 말을 의사로부터 들었다고 합니다.

커뮤니티 회원들의 체험기를 보면 자궁섹스라는 용어만 몰랐을 뿐 사실상 자궁섹스를 오랫동안 해 온 사람들의 체험기가 올라와 있습니다. 특히 페니스가 아래로 약간 휜 사람들 중에는 질섹스인 줄 알고 하지만 실제로는 자궁섹스를 하는 사람들도 많습니다.

아기를 낳을 만큼 커졌다가 다시 작아지는 신축성을 가진 자궁에 페니스가 드나드는 것이 자궁섹스입니다.

자궁섹스 요령을 잘 모른 상태에서 무식하게 자궁경부를 빠르게 쿡쿡 찔러서 통증을 자꾸 유발하면 문제가 되지만 부드럽고 천천히 삽입하는 요령을 제대로 잘 배워서 시도한다면 문제될 것이 없습니다. 지궁구를 자

극하여 통증과 쾌감을 동시에 즐기는 방법이 시중에 알려져 있는데 자궁
섹스는 이것과는 전혀 다릅니다. 통증이 전혀 없어야 제대로 된 자궁섹
스라고 할 수 있습니다.

손가락을 자궁에 넣으려고 헤집어서 피부가 찢어진다든지 상처를 주는
경우가 많으니 여성생식기의 내부구조를 잘 알고 극히 조심스럽게 할 자
신이 없다면 손가락 삽입은 시도 자체를 하지 마시기 바랍니다.

## 그렇다면 자궁섹스는 대체 어떤 느낌이죠?

커뮤니티에 올라온 회원분들의 후기를 소개합니다.

〈남자〉

- 애액이 가득한 진공청소기가 빨아들이는 느낌.
- 구강섹스를 할 때 귀두 부분만 강하게 빨아주는 것 같은 느낌.
- 쾌감이 쌓이고 쌓였다가 사정할 때 더 큰 쾌감으로 폭발.
- 귀두 끝부분에 정말 골무를 꽉 낀 느낌, 큰 힘 안들이고 쾌감이
  100배는 되는 것 같고 서로 더 좋음.
- 꼬물꼬물 귀두를 물고 씹는 느낌.
- 호리병에 손가락을 넣어 뺄 때 뽁!!! 하며 빠지는 것 같이 환상적이고
  짜릿한 쾌감.
- 삽입한 채로 멈추고 있어도 음경은 계속 진공상태에서의 오물거림에
  아찔한 쾌감이 계속됨.

〈여자〉

- 페니스가 밑에서부터 머리끝까지 뚫고 들어오는 느낌.

- 지속적인 쾌감, 일명 멀티오르가슴에 쉽게 도달.
- 삽입된 채로 남자가 가만있어도 여자는 자동으로 몸을 비틀고
  몇 번씩 오르가슴을 느낌.
- 평소에 조용한 여성도 엄청난 환희의 울부짖음, 신음소리를 질러대고
  엉덩이 들썩거리는 요분질이 절로 나오면서 자지러진다.
- 질섹스 때보다 오르가슴의 시간이 길어서 구름에 둥둥 떠가는 느낌.
- 관계 후에도 피곤하지 않고 오히려 개운한 느낌.
- 애액이 적었던 여성도 애액이 폭포수처럼 쏟아지고 남자가 조금만
  움직여도 거의 숨넘어갈 정도로 엄청난 희열을 느낌.

### 자궁섹스 하는 법을 간략하게 알려주세요.

**하늘사랑**  간단하게 말씀드리면 자궁섹스에 성공할 수 있는 가장 쉬운
체위는 굴곡위입니다 전희를 평소보다 적게 하고 질이 살짝 젖을 때쯤에
페니스를 살짝 넣은 상태에서 6시 방향으로 각도를 하향 조정해서 들어
가면, 페니스가 휘어지지 않았고 자궁이 중앙에 있다면, 쉽게 성공할 수
있습니다. 그러나 간단한 방법만을 읽고 대충 시도하면 자궁경부를 쿡쿡
찔러서 여성에게 극심한 통증을 느끼게 하는 남성들이 많기 때문에 충분
한 공부를 한 다음에 시도하기를 권장합니다.

### 어떻게 하면 좀더 빨리 성공할 수 있을까요?

**하늘사랑**  사실 자궁에 대한 애정과 정확한 지식이 없는 채로 시도하면
성공하기가 쉽지 않습니다. 남자와 여자가 자궁섹스하기에 딱 맞는 조건
을 우연히 갖고 있는 경우에는 단편적 지식만 알아도 1~2번의 시도로

쉽게 성공합니다. 그러나 이런 커플은 10%도 채 되지 않습니다.

커뮤니티의 수많은 체험기를 읽어보면 아시겠지만 1~2번의 시도로 쉽게 성공하는 커플은 그렇게 많지 않습니다. 대부분 5~6번 정도는 시행착오를 거치니까 보름에서 한 달 정도 걸립니다. 아주 심한 경우 3년~4년씩 걸리는 커플도 있습니다.

성공 확률을 높이려면 남녀가 서로를 지극히 아끼는 마음이 있어야 하고 자궁에 대한 정보와 자궁과 페니스가 만날 수 있는 방법에 대한 노하우에 대해 공부해야 하고 다른 사람들의 경험담도 많이 들어보고 실패시의 대처방안에 대해서도 알아야 합니다.

자궁이 그냥 한가운데에 있으면 좋을 텐데 왼쪽에 치우쳐 있는 여성도 있고 오른쪽에 치우쳐 있는 여성도 있고 아래나 위쪽으로 치우쳐 있는 여성도 있고 뒤쪽으로 숨어있어서 찾기 어려운 경우도 있습니다.

남자의 페니스 역시 왼쪽으로 휘어졌거나 오른쪽으로 휘어졌거나 아래, 위쪽으로 휘어져 있는 경우가 있어서 남자의 페니스와 여자의 자궁이 서로 마주보고 만나기는 그렇게 쉽지는 않습니다.

손가락으로는 분명 감지가 되는데 막상 페니스가 들어가면 자궁이 도망을 가버려서 못 찾는 사람도 부지기수입니다. 자궁에 관한 정보를 많이 알지 못하면 쉽게 포기해 버리게 됩니다.

어떤 부부는 정상위, 굴곡위, 여성상위 등등 거의 모든 체위에서 자궁섹스가 불가능하고 오로지 후배위로만 성공이 가능한 경우도 있었습니다. 공부하지 않고는 달콤한 과일을 쉽게 얻을 수 없습니다.

### 자궁섹스에서 가장 중요한 포인트는 뭘까요?

**하늘사랑** 자궁섹스 체험기 몇 편 읽어보고는 어설픈 지식으로 자궁경부를 쿡 찔러서 여성에게 극심한 통증을 일으키는 남성들 때문에 자궁섹스는 자궁 파괴 행위라는 오해를 하는 여성들이 많습니다. 제대로 된 자궁섹스라면 통증이 전혀 없어야 합니다. 그러기 위해서는 항상 천천히 움직여야 합니다. 자궁섹스는 슬로우섹스입니다. 질섹스처럼 빠른 피스톤운동을 필요로 하지 않습니다. 조금씩만 움직여 줘도 여성은 참을 수 없는 쾌감으로 요동치게 됩니다.

### 혹시 재미있는 에피소드가 있나요?

**하늘사랑** 어느 부부는 자궁섹스를 하면 이부자리가 다 젖어버려 빨래하기 힘들고 해서 아예 물침대를 구입했다는 분도 있고 또 자궁섹스 도중에 여성이 하도 소리를 질러서 옆집에서 부부싸움하는 줄 알고 좀 조용히 하라고 해서 둘이서 낄낄대고 웃었다는 내용도 있습니다. 그리고 어떤 남자분은 추운 겨울날 들판에서 마누라가 달려드는 바람에 볏짚 쌓아둔 곳에서 평생 잊지 못할 격렬한 섹스를 했다면서 자기 마누라 좀 말려달라는 제목의 체험기를 올려 주신 분도 있습니다. 자궁섹스에 성공하게 되면 소극적인 여성이 아주 적극적으로 변하게 됩니다.

### 앞으로의 계획은 어떻게 되시나요?

**하늘사랑** 저의 자궁섹스 노하우를 정리해서 책으로 내고 또 영어, 일어, 중국어 등으로 번역 출간하여 전 세계 부부들의 필독서가 되게 하고 싶습니다. 토크온섹스 운영자이신 섹시고니님께서 그렇게 되도록 많이 도와주셨으면 좋겠습니다.

# 토크온섹스


**1판 1쇄 인쇄** | 2014년 6월 25일
**1판 1쇄 발행** | 2014년 7월 10일

**지은이** | 백상권
**펴낸이** | 이종춘
**펴낸곳** | BM 성안당
**주소** | 121-838 서울시 마포구 양화로 127 첨단빌딩 5층(출판기획 R&D센터)
         413-120 경기도 파주시 문발로 112 출판도시(제작 및 물류)
**전화** | 02-3142-0036
         031-955-0511
**팩스** | 031-955-0510
**등록** | 1973. 2. 1. 제 13-12호
**홈페이지** | www.cyber.co.kr

**ISBN** | 978-89-315-7746-4 (13330)
**정가** | 13,000원

**이 책을 만든 사람들**
**기획진행** | 이병일
**표지본문디자인** | 놀이터
**마케팅** | 구본철, 차
**홍보** | 전지혜
**제작** | 김유석

이 책의 어느 부분도
나 디스크 복사 및
적, 기계적 또는 다